临床检验基础与应用技术

主编 雒宏烈 徐晓文 姜伟 张群英 唐晓丽 唐民

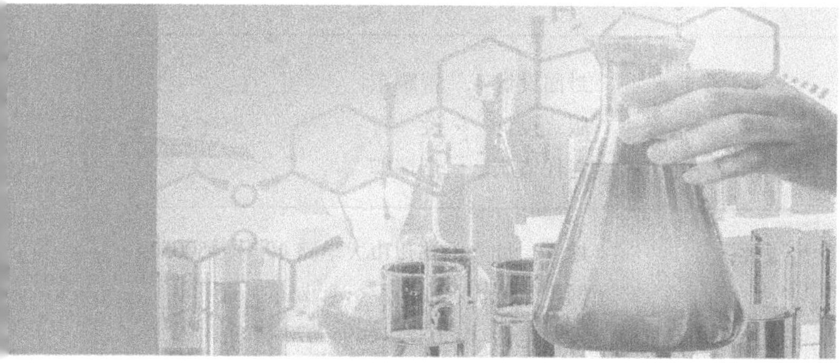

郑州大学出版社

图书在版编目(CIP)数据

临床检验基础与应用技术 / 雒宏烈等主编. — 郑州 : 郑州大学出版社, 2022. 5(2024.6 重印)
ISBN 978-7-5645-8642-3

Ⅰ. ①临… Ⅱ. ①雒… Ⅲ. ①临床医学 - 医学检验 Ⅳ. ①R446.1

中国版本图书馆 CIP 数据核字(2022)第 067191 号

临床检验基础与应用技术
LINCHUANG JIANYAN JICHU YU YINGYONG JISHU

策划编辑	李龙传	封面设计	曾耀东
责任编辑	薛 晗	版式设计	凌 青
责任校对	张彦勤 常 田	责任监制	李瑞卿

出版发行	郑州大学出版社	地 址	郑州市大学路 40 号(450052)
出 版 人	孙保营	网 址	http://www.zzup.cn
经 销	全国新华书店	发行电话	0371-66966070
印 刷	廊坊市印艺阁数字科技有限公司		
开 本	710 mm×1 010 mm 1 / 16		
印 张	14.75	字 数	200 千字
版 次	2022 年 5 月第 1 版	印 次	2024 年 6 月第 2 次印刷

书 号	ISBN 978-7-5645-8642-3	定 价	78.00 元

作者名单

主　编　雒宏烈　徐晓文　姜　伟
　　　　张群英　唐晓丽　唐　民

副主编　张彩虹　何秋蓉　聂　滨
　　　　辛青松　甘永强　李亚东
　　　　周玉莲　朱建洲

编　委　唐　寅　苟　双　周保成
　　　　夏兴焕

前　言

伴随着现代科学技术的迅速发展,新技术、新设备、新方法逐渐被引入临床实验室,增加了更多、更准确的检验项目及方法。为了进一步将其应用于临床当中,并将现有方法进行完善提高,促进临床实验室诊断的准确性和高质量,进一步推进各医疗单位的医学检验技术的发展,规范临床检验操作,提高各医疗单位对临床医学实验室的管理水平,使各级各类临床实验室实现又好又快的发展,特编写此书。

本书共六章,第一章至第五章详细介绍了临床医学检验技术相关知识,包括血液检验、尿液检验、粪便检验、一般体液检验以及微生物检验;第六章为临床检验案例分析。本书内容丰富,论述充分,理论与实际相结合,实用性强,能够用于指导解决临床检验工作中的常见问题,为临床医护人员,尤其是检验科医护人员提供帮助。

本书作者来自全国各地,具有极强的代表性,宁夏回族自治区固原市隆德县人民医院雒宏烈、苏州市广济医院(苏州市精神卫生中心)徐晓文、四川天府新区人民医院姜伟、成都市龙泉驿区中医医院张群英、日照市岚山区人民医院唐晓丽、成都市金牛区妇幼保健院唐民等担任主编。

由于本书内容较多，编写时间有限，书中的疏漏之处在所难免，敬请各位读者不吝赐教，在此深表感谢。

编　者

2022 年 2 月

目　录

第一章 血液检验

第一节 血液标本采集处理

一、血液标本的采集

血液标本的采集是分析前质量控制的重要环节，可分为毛细血管采血法和静脉采血法。需要血量较少的检验，如手工法或半自动血细胞分析仪血细胞计数，常用毛细管采血法。需血量较多的检验，如血细胞比容、临床生化检验、全自动血细胞分析、血细胞计数一般用静脉采血法。特别是全自动血细胞分析仪，无论仪器进样品多少，为防止血样中小凝块的形成，保证仪器进样时标本能充分混匀，原则上均应使用静脉血。毛细血管血和静脉血之间，无论细胞成分还是化学组成，都存在不同程度的差异。在判断和比较所得结果时必须予以考虑。

某些生理因素，如吸烟、进食、运动和情绪激动等，均可影响血液成分。甚至一日之间，白细胞总数、嗜酸性粒细胞绝对值、淋巴细胞各亚群的比例等参数均有一定的波动。此外，服用某些药物可能明显干扰试验，得出假象结果。因此，采血时，应询问是否服用过明显干扰试验的药物（如阿司匹林对血小板聚集的抑制作用）,尽可能在避免干扰因素条件下进行,以便于比较和动态分析。

（一）毛细血管采血法

成人常用手指或耳垂采血。耳垂采血疼痛较轻,操作方便,适用于肥厚部位采集,特别是手指皮肤粗厚者,但耳垂外周血液循环较差,红细胞容易停滞,受气温影响较大,检查结果不够恒定。红细胞、白细胞、血红蛋白和血细胞比容等结果均比静脉血高,特别是冬季波动幅度更大。手指采血操作方便,可获较多血量。婴幼儿手指太小可用拇指或足跟采血。严重烧伤患者,可选择皮肤完整处采血,采血器以用带三棱针或专用的“采血针”为好,特别是后者有利于采血技术的质量控制,为了避免交叉应严格实行一人一针制。应注意穿刺深度应适当,切忌用力挤压,以免混入组织液,影响检验结果。

（二）静脉采血法

位于体表的浅静脉均可作为采血部位,通常采用肘部静脉,肘部静脉不明显时,可用手背静脉或内踝静脉。幼儿可于颈外静脉采血。根据采血量可选用不同型号注射器并使用相应的针头。某些特殊的检查,为避免血小板的激活,要使用塑料注射器和硅化处理后的试管或塑料试管。采血前应向患者做适当解释,以消除不必要的疑虑和恐惧。如遇个别患者采血后发生晕厥,可让其平卧,通常休息片刻即可恢复。必要时可嗅芳香氨酊,针刺或指掐人中、合谷等穴位。止血带压迫时间不能过长,最好不超过半分钟,以避免淤血和血液浓缩,有实验证明,压迫时间过长,可引起纤溶活性增强,血小板释放及某些因子活性增强,影响某些实验结果。注射器和容器必须干燥,抽血时避免产生大量泡沫,抽血后应先拔针头,然后将血液徐徐注入标本容器,否则可能导致溶血。溶血标本不仅红细胞计数、血细胞比容降低,血清化学组成也会产生变化,影响钾、镁、转氨酶等多项指标的测定。有些实验需用严密的、洁净的橡胶或玻璃塑料管作为采血及储存器。目前国外已经普及

（国内已开始生产）的封闭式真空采血器，既有利于标本的收集、运送和保存，又便于防止血液交叉感染，已开始在国内推广使用。

血液标本的保存条件非常重要，不适当保存直接影响实验结果。据文献报道，即便将血浆放在 4 ℃冰箱内保存，24 h 后的因子活性也仅为采血后即刻实际结果的 5%（减少 95%），而供血液分析仪进行细胞计数的血液只能在室温下保存，低温保存可使血小板计数结果降低。因此，应根据实验项目确定最佳的保存条件。

（三）抗凝剂

抗凝剂种类很多，性质各异，必须根据检验方式做适当选择才能获得预期的结果。现将实验常用抗凝剂及其使用方法简述如下：

1. 乙二胺四乙酸（EDTA）盐

EDTA 有二钠、二钾、三钾盐。均可与钙离子结合成螯合物，从而阻止血液凝固。

$$Na_2C_{10}H_{14}O_8N_2+Ca^{2+}\rightarrow CaC_{10}H_{12}O_8N_2+2Na^{+}+2H^{+}$$

2. 枸橼酸钠

枸橼酸盐可与血中钙离子，形成可溶性螯合物，从而阻止血液凝固。

$$2Na_3C_6H_5O_7+2Ca^{2+}\rightarrow 2CaC_6H_5O^{7-}+6Na^{+}$$

枸橼酸钠有 $2Na_3C_6H_5O_7$ 和 $2Na_3C_6H_5\cdot 11H_2O$ 等多种晶体。通常用前者配成 10^9 mmol/L（32 g/L）水溶液（也有用 10^6 mmol/L 浓度），与血液按 1∶9 或 1∶4 比例使用。枸橼酸钠对凝血因子Ⅴ有较好的保护作用，使其活性降低，故常用于凝血象的检查，也用于红细胞沉降率的测定。因毒性小，是血液保存液中的成分之一。

由于枸橼酸钠溶液是按体积比例加入血液内达到抗凝目的的，通常所谓的 1∶9 比例抗凝的概念是指 1 份体积的抗凝剂作用于 9 份血细胞比容的正常血液内的血浆成分而言。所以对贫血或红细胞增多症患者的血液仍按 1∶9 的比例加入抗凝剂时，就会发生抗凝剂不足或相对过多，这将明显影响凝血象检查结果。为了避免这种现象，有文献报道应根据抗凝剂用量(mL)＝0.001 85×血量×(100－患者血细胞比容%)这一公式，来计算抗凝剂的用量。

3. 草酸钠

草酸盐可与血中钙离子生成草酸钙沉淀，从而阻止血液凝固。草酸钠通常用0.1 mol/L浓度，与血液按1∶9比例使用，过去主要用于凝血象检查。实践发现草酸盐对凝血因子Ⅴ的保护功能差，影响凝血酶原时间测定效果；另外由于草酸盐与钙结合形成的是沉淀物，影响自动凝血仪的使用，因此，多数学者认为凝血象检查选用枸橼酸钠为抗凝剂更为适宜。

4. 肝素

肝素广泛存在于肺、肝、脾等几乎所有组织和血管周围肥大细胞和嗜碱性粒细胞的颗粒中。它是一种含硫酸基团的黏多糖，是分散物质，平均分子量为15 000(2 000～40 000)。肝素可加强抗凝血酶Ⅲ(ATⅢ)灭活丝氨酸蛋白酶，从而具有阻止凝血酶形成、对抗凝血酶和阻止血小板聚集等多种作用，每毫升血液抗凝需要肝素(15±2.5)IU。尽管肝素可以保持红细胞的自然形态，但由于其常可引起白细胞聚集，使用涂片在罗氏染色时产生蓝色背景，因此肝素抗凝血不适用于全血液学一般检查。肝素是红细胞渗透脆性试验理想的抗凝剂。

二、血涂片的制备

(一)器材

清洁、干燥、无尘、无油脂的载玻片(25 mm×75 mm，厚度为0.8～1.2 mm)。

(二)操作

血涂片制备方法很多，目前临床实验室普遍采用的是手工推片法，即用楔形技术制备血涂片方法，在玻片近一端1/3处，加

1 滴(约 0.05 mL)充分混匀的血液,握住另一张边缘光滑的推片,以 30°~45°使血滴沿推片迅速散开,快速、平稳地推动推片至载玻片的另一端。

(三)注意事项

(1)血涂片应呈舌状,头、体、尾三部分清晰可分。

(2)推好的血涂片在空气中晃动,使其尽快干燥。天气寒冷或潮湿时,应于 37 ℃恒温箱中保温烘干,以免细胞变形缩小。

(3)涂片的厚薄、长度与血滴的大小、推片与载玻片之间的角度、推片时的速度及血细胞比容有关。一般认为血滴越大、角度越大、速度越快则血膜越厚;反之则血膜越薄。血细胞比容高于正常时,血液黏度较高,保持较小的角度,可得满意结果,相反,血细胞比容低于正常时,血液较稀,则应用较大角度、推片速度较快。

(4)血涂片应在 1 h 内染色或在 1 h 内用无水甲醇(含水量<3%)固定后染色。

(5)新购置的载玻片常带有游离碱质,必须用约 1 mol/L HCl 浸泡 24 h 后,再用清水彻底冲洗,擦干后备用。用过的载玻片可放入含适量肥皂或其他洗涤剂的清水中煮沸 20 min,洗净,再用清水反复冲洗,蒸馏水最后浸洗后擦干备用。使用时,切勿用手触及玻片表面。

(6)血液涂片既可直接用非抗凝的静脉血或毛细血管血制备,也可用 EDTA 抗凝血制备。由于 EDTA 能阻止血小板聚集,故在显微镜下观察血小板形态时非常合适。但 EDTA 抗凝血有时能引起红细胞皱缩和白细胞聚集,因此最好使用非抗凝血制备血涂片。

(7)使用 EDTA-K_2 抗凝血液样本时,应充分混匀后再涂片。抗凝血样本应在采集后 4 h 内制备血涂片,时间过长可引起中性粒细胞和单核细胞的形态学改变。注意制片前,样本不能冷藏。

三、血涂片染色

(一)瑞氏染色法

1. 原理

瑞氏(Wright)染色法使细胞着色既有化学亲和作用,又有物理吸附作用。各种细胞由于其所含化学成分不同,对染料的亲和力也不一样,因此,染色后各种细胞呈现出各自的染色特点。

2. 试剂

(1)瑞氏染液:瑞氏染料 0.1 g 和甲醇(AR)60.0 mL。

瑞氏染料由酸性染料伊红和碱性染料亚甲蓝组成。将瑞氏染料放入清洁干燥研钵里,先加少量甲醇,充分研磨使染料溶解,将已溶解的染料倒入棕色试剂瓶中,未溶解的再加少量甲醇研磨,直至染料完全溶解,甲醇全部用完为止,即为瑞氏染液。配好后放于室温,1 周后即可使用。新配染液效果较差,放置时间越久,染色效果越好。久置应密封,以免甲醇挥发或氧化成甲酸。染液中也可加中性甘油 2 ~ 3 mL,除可防止甲醇过早挥发外,也可使细胞着色清晰。

(2)pH 6.8 磷酸盐缓冲液:磷酸二氢钾(KH_2PO_4)0.3 g 和磷酸氢二钠(Na_2HPO_4)0.2 g 加少量蒸馏水溶解,再用蒸馏水加至 1 000 mL。

3. 操作

以血涂片染色为例。

(1)采血后推制厚薄适宜的血涂片(见血涂片制备)。

(2)用蜡笔在血膜两端画线,然后将血涂片平放在染色架上。

(3)加瑞氏染液数滴,以覆盖整个血膜为宜,染色约 1 min。

(4)滴加约等量的缓冲液与染液混合,室温下染色 5 ~ 10 min。

(5)用流水冲去染液,待干燥后镜检。

4. 注意事项

(1)pH 对细胞染色有影响,由于细胞各种成分均由蛋白质构成,蛋白质均为两性电解质,所带电荷随溶液 pH 而定。对某一蛋白质而言,如环境 pH<pI(pI 为该蛋白质的等电点),则该蛋白质带正电荷,即在酸性环境中正电荷增多,易与酸性伊红结合,染色偏红;相反,则易与亚甲蓝结合,染色偏蓝。因细胞着色对氢离子浓度十分敏感,为此,应使用清洁中性的载玻片,稀释染液必须用 pH 为 6.8 的缓冲液,冲洗片子必须用中性水。

(2)未干透的血膜不能染色,否则染色时血膜易脱落。

(3)染色时间的长短与染液浓度、染色时温度及血细胞多少有关。染色时间与染液浓度、染色时温度成反比,染色时间与细胞数量成正比。

(4)冲洗时不能先倒掉染液,应用流水冲去,以防染料沉淀在血膜上。

(5)如血膜上有染料颗粒沉积,可用甲醇溶解,但需立即用水冲掉甲醇,以免脱色。

(6)染色过淡,可以复染。复染时应先加缓冲液,创造良好的染色环境,而后加染液,或加染液与缓冲液的混合液,不可先加染液。

(7)染色过深可用水冲洗或浸泡在水中一定时间,也可用甲醇脱色。

(8)染色偏酸或偏碱时,均应更换缓冲液再重染。

(9)瑞氏染液的质量好坏除用血涂片实际染色效果评价外,还可采用吸光度比值评价。瑞氏染液的成熟指数以吸光度比值(A650nm/A525nm)= 1.3±0.1 为宜。

(二)瑞氏-吉姆萨复合染色法

1. 原理

吉姆萨染色原理与瑞氏染色相同,加强了天青的作用,对细胞核着色效果较好。因此,瑞氏-吉姆萨复合染色法可取长补短,使血细胞的颗粒及胞核均能获得满意的染色效果。

2. 试剂

瑞氏-吉姆萨复合染色液。

Ⅰ液:取瑞氏染粉 1 g、吉姆萨染粉 0.3 g,置洁净研钵中,加少量甲醇(分析纯),研磨片刻,吸出上层染液。再加少量甲醇继续研磨,再吸出上层染液。如此连续几次,共用甲醇 500 mL。收集于棕色玻璃瓶中,每天早、晚各振摇 3 min,共 5 d,以后存放 1 周即能使用。

Ⅱ液:pH 6.4 ~ 6.8 磷酸盐缓冲液。磷酸二氢钾(无水)6.64 g,磷酸氢二钠(无水)2.56 g。

加少量蒸馏水溶解,用磷酸盐调整 pH,加水至 1 000 mL。

3. 操作

瑞氏-吉姆萨复合染色方法基本上与瑞氏染色法相同。

(三)30 秒快速单一染色法

1. 试剂

(1)贮存液:瑞氏染粉 2.0 g、吉姆萨染粉 0.6 g、天青Ⅱ0.6 g、甘油 10.0 mL、聚乙烯吡咯烷酮 20.0 g、甲醇 1 000 mL。

(2)磷酸盐缓冲液(pH 6.2 ~6.8):磷酸二氧钾 6.64 g、磷酸氢二钠 0.26 g、苯酚 4.0 mL、蒸馏水加至 1 000 mL。

(3)应用液:(1)液、(2)液按 3∶1 比例混合放置 14 d 后备用。

2. 操作

将染液铺满血膜或将血片浸入缸内,30 s 后用自来水冲洗。

(四)快速染色法

1. 试剂

Ⅰ液:磷酸二富钾 6.64 g、磷酸氢二钠 2.56 g、水溶性伊红 Y 4.0 g、蒸馏水 1 000 mL、苯酚 40 mL,煮沸,待冷后备用。

Ⅱ液:亚甲蓝 4 g、蒸馏水 1 000 mL、高锰酸钾 2.4 g,煮沸,待冷后备用。

2. 操作

把干燥血涂片浸入快速染色液的Ⅰ液中 30 s，水洗，再浸入Ⅱ液 30 s，水洗待干。

第二节 红细胞检验

红细胞（RBC）是血液中数量最多的一种血细胞，同时也是脊椎动物体内通过血液运送氧气的最主要媒介，同时还具有免疫功能。哺乳动物成熟的红细胞是无核的，意味着失去了 DNA，红细胞也没有线粒体，其通过葡萄糖合成能量，运输氧气，也运输一部分二氧化碳。运输二氧化碳时呈暗紫色，运输氧气时呈鲜红色。哺乳动物的红细胞呈两面中央凹的圆饼状，中央较薄，周缘较厚，故在血涂片标本上中央染色较浅、周围较深的现象，保证较大面积的细胞膜，便于进行气体交换，也保证了较好的灵活度，能顺利通过直径为 3 μm 的血窦。新鲜单个红细胞为黄绿色，大量红细胞使血液呈深红色。红细胞的直径为 6.7 ~7.7 μm。

血红蛋白（Hb）是一种呼吸载体，每克血红蛋白可携带氧 1.34 mL。瑞氏染色的血涂片上，正常红细胞直径为 6 ~9 μm，平均为 7.5 μm。红细胞周边部位着色较深，中心部淡染，约占红细胞直径的1/3。在透射电镜下观察，成熟红细胞内充满红小颗粒，直径约为 6.5 μm，这相当于一个血红蛋白分子，颗粒在近红细胞膜处最多，越往中心越少。正是由于红细胞内血红蛋白分布的这种特点，使红细胞从正面观察为圆盘形，中心较薄，侧面观察呈双凹圆盘状，此种外形有利于完成其生理功能。

一、红细胞计数

正常情况下，红细胞的生成和破坏处于动态平衡，因而血液中红细胞的数量及质量保持相对稳定。无论何种原因造成的红细胞生成与破坏的失常，都会引起红细胞在数量上或质量上的改变，从而导致疾病的发生。

(一)参考值

成年女性：$(3.5 \sim 5.0) \times 10^{12}/L$。成年男性：$(4.0 \sim 5.5) \times 10^{12}/L$。新生儿：$(6.0 \sim 7.0) \times 10^{12}/L$。婴儿：$(5.2 \sim 7.0) \times 10^{12}/L$。儿童：$(4.2 \sim 5.5) \times 10^{12}/L$。

(二)临床意义

1. 生理性变化

(1)年龄与性别差异：①新生儿，2 周后逐渐下降。②儿童，男性儿童 6 ~ 7 岁时最低，然后随年龄增大上升，25 ~ 30 岁达高峰，此后逐渐下降；女性儿童 13 ~ 15 岁达高峰，然后受月经、内分泌因素等影响逐渐下降，21 ~ 35 岁最低，然后逐渐增高与男性相近。

因此在 15 ~ 40 岁之间两性红细胞计数差别最大，可能与睾酮促进红细胞造血有关。

(2)精神因素：兴奋、激动、恐惧、冷水浴等伴随肾上腺素增多、可导致红细胞暂时性增多。

(3)剧烈的体力运动和劳动：相对缺氧引起促红细胞生成素生成增加，骨髓加速释放红细胞。

(4)气压降低：缺氧刺激红细胞代偿增生，如高海拔地区。

(5)妊娠中、后期血液稀释使红细胞减少；6 个月至 2 岁的婴幼儿生长发育迅速导致造血原料相对缺乏；某些老年人造血功能明显减退等引起红细胞计数减少。

2. 病理性变化

(1)红细胞减少：最常见于各种原因的贫血。

(2)急、慢性红细胞丢失过多：如各种原因的出血，见于消化性溃疡、痔疮、十二指肠钩虫病等。

(3)红细胞寿命缩短：①各种原因的溶血；②红细胞膜缺陷、球形细胞增多症;③遗传性椭圆形红细胞增多症;④口形红细胞增多症;⑤棘形红细胞增多症;⑥阵发性睡眠性血红蛋白尿症;⑦红细胞酶缺陷;⑧机械损伤;⑨化学毒物及药物引起溶血、大面积烧伤、感染、溶血性蛇毒;⑩脾脏内潴留等。

(4)红细胞生成减少:①造血干细胞和造血微环境损害,如再生障碍性贫血;②红系祖细胞、幼红细胞或红细胞生成素的免疫破坏,如纯红细胞再生障碍性贫血;③骨髓被异常组织或细胞浸润;④DNA 合成障碍,如叶酸、维生素 B_{12} 缺乏导致的巨幼细胞贫血;⑤红细胞生成素产生障碍,如慢性疾病(炎症、肾功不全);⑥血红素合成障碍,如缺铁性贫血、铁粒幼细胞性贫血、铅中毒性贫血;⑦珠蛋白合成障碍,如镰形细胞性贫血,血红蛋白 C、血红蛋白 D、血红蛋白 E 病,珠蛋白生成障碍性贫血。

(5)红细胞增多:分为原发性红细胞增多和继发性红细胞增多。原发性红细胞增多:真性红细胞增多症、良性家族性红细胞增多症等。继发性红细胞增多:①见于各种引起低氧血症的疾病,如各种先心病(室间隔缺损、法洛四联症)、肺疾病(肺气肿、肺心病、肺纤维化)、异常血红蛋白病、肾上腺皮质功能亢进等;②药物引起,如肾上腺素、糖皮质激素、雄激素可引起红细胞数的增加;③相对性红细胞增多,由于血液水分的丢失如呕吐、严重腹泻、多汗、多尿、大面积烧伤等引起血液浓缩,使红细胞含量相对增多。

二、血红蛋白测定

(一)检测原理

1. 氰化高铁血红蛋白(HiCN)测定法

血液中除硫化血红蛋白(SHb)外的各种血红蛋白(Hb)(如氧合血红蛋白、碳氧血红蛋白或其他衍生物)均可被高铁氰化钾氧化为高铁血红蛋白,再和 CN^- 结合生成稳定的棕红色复合物,即氰化高铁血红蛋白,其在 540 nm 处有一吸收峰,用分光光度计测定该处的吸光度，经换算即可得到每升血液中的血红蛋白浓度，或通过制备的标准曲线查得血红蛋白浓度。

2. 十二烷基硫酸钠血红蛋白(SDS)测定法

血液中除 SHb 外的各种 Hb 均可与低浓度 SDS 作用，生成 SDS-Hb 棕红色化合物，用分光光度计测定波峰 538 nm 处吸光度，经换算可得到每升血液中的血红蛋白浓度。

(二)方法学评价

Hb 测定方法大致分为：①根据 Hb 分子组成测 Hb(全血铁法)。②根据血液物理特性测 Hb(比密法、折射仪法)。③根据 Hb 与 O_2 可逆性结合的特性测 Hb(血气分析法)。④根据 Hb 衍生物光谱特征定量测 Hb(比色法)。

1. HiCN 测定法

1966 年被国际血液学标准化委员会(ICSH)推荐为参考方法。该法具有操作简单、显色快、结果稳定可靠、读取吸光度后可直接定值等优点。其致命的弱点是氰化钾(KCN)试剂有剧毒，使用管理不当可造成公害。

2. SDS 测定法

该法具有操作简单、呈色稳定、准确性和精确性符合要求、无公害等优点。但由于摩尔消光系数尚未最后确认，不能直接用吸光度计算 Hb 浓度，而且 SDS 试剂本身质量差异较大，会影响检测结果。

3. 叠氮高铁血红蛋白(HiN_3)测定法

该法优点与 HiCN 测定法相似，最大吸收峰在 542 nm，显色快、结果稳定，试剂毒性仅为 HiCN 测定法的 1/7，但仍存在公害问题。

4. 碱羟血红蛋白(AHD575)测定法

该法试剂简单、呈色稳定、无公害、吸收峰在 575 nm、可用氯化血红素作为标准品。但仪器多采用 540 nm 左右滤光板，限制了此法使用。

5. 溴代十六烷基三甲铵(CTAB)血红蛋白测定法

该法试剂溶血性强又不破坏白细胞,适用于仪器上自动检测 Hb 和白细胞。缺点是测定结果的准确度和精密度不佳。

6. 血细胞分析仪

优点是操作简单、快速,同时可获得多项红细胞参数,血红蛋白测定原理与手工法相似,但由于各型仪器使用溶血剂不同,形成 Hb 的衍生物不同。仪器须经 HiCN 标准液校正后才能使用。仪器法测定精度(CV)约为 1%。

(三)质量控制

1. 样本

异常血浆蛋白质、高脂血症、白细胞数超过 30×10^9/L、脂滴等可产生浊度,干扰 Hb 测定。

2. 采血部位

部位不同,结果不同,静脉血比毛细血管血低 10% ~15%。

3. 结果分析

测定值假性增高的原因是稀释倍数不准、红细胞溶解不当、血浆中脂质或蛋白质量增加。

4. HiCN 参考液

HiCN 参考液是制备标准曲线、计算 K 值、校准仪器和其他测定方法的重要物质。ICSH 公布了制备方法和规格。我国 HiCN 部级参考品质量标准如下。

(1)图形扫播波峰(540±1) nm,波谷 504 ~502 nm。

(2)Asnm/Azanm=1.590 ~1.630。

(3)Aasenm≤0.002。

(4)无菌试验:普通培养和厌氧培养阴性。

(5)精密度:随机抽样 10 支测定,CV≤0.5%。

(6)准确度:以 WHO HiCN 参考品为标准进行测定,测定值与标示值之差≤±0.5%。

(7)稳定性:3 年内不变质,测定值不变。

(8)分装于棕色安瓿内,每支不少于 10 mL。

(9)标签应写明产品名称、批号、含量、有效期、生产日期、贮存法等。

5. 质控物

(1)ACD 抗凝全血:4 ℃可保存 3 ~ 5 周,用于 RBC、Hb 和 WBC 质控。

(2)进口全血质控物:用于多参数血细胞分析仪 RBC、Hb 和 WBC 质控。

(3)醛化半固定红细胞:4 ℃可保存 50 ~ 60 d,用于 RBC、Hb 质控。

(4)溶血液:用于 Hb 质控。

(5)冻干全血:可长期保存,用于 Hb 质控。

(四)参考值

(1)成年:男性 120 ~ 160 g/L;女性 110 ~ 150 g/L。

(2)新生儿:170 ~ 200 g/L。

(3)老年人(70 岁以上):男性 94.2 ~ 122.2 g/L;女性 86.5 ~ 111.8 g/L。

(五)临床意义

1. 生理性变化

(1)年龄:随年龄增长,Hb 可增高或降低,和红细胞变化相似。

(2)时间:红细胞和血红蛋白量 1 d 内有波动,上午 7 时达高峰,随后下降。

2. 病理性变化

血红蛋白测定临床意义和红细胞计数相似,但在贫血程度的判断上优于红细胞计数。需注意以下几点。

(1)血红蛋白和红细胞浓度不一定能正确反映全身红细胞的

总容量。如大量失血时，在补充液体前，虽循环血容量缩小，但血液浓度很少变化，从血红蛋白浓度来看，很难反映出存在贫血。如水潴留时，血浆容量增大，即使红细胞容量正常，但血液浓度降低，从血红蛋白浓度来看，已存在贫血；反之，失水时，血浆容量缩小，即使血液浓度增高，但红细胞容量减少，从血红蛋白浓度来看，贫血不明显。

（2）发生大细胞性贫血或小细胞低色素性贫血时，红细胞计数与血红蛋白浓度不呈比例。大细胞性贫血的血红蛋白浓度相对偏高，小细胞低色素性贫血的血红蛋白降低，但红细胞计数可正常。

（六）氰化高铁血红蛋白测定法操作

1. 测定

在 5 mL HiCN 转化液中加血 20 μL 充分混合，静置 5 min 后，在波长 540 nm 处，光径（比色杯内径）1.000 cm；HiCN 转化液或蒸馏水调零，测定吸光度（A）。

2. HiCN 贮存

转化液应贮存在棕色有塞玻璃瓶中，不能贮存在塑料瓶中，否则会使 CN^- 丢失，测定结果偏低。HiCN 转化液在 4 ℃一般可保存数月，不能在 0 ℃以下保存，因为结冰可使高铁氰化钾还原，试剂失效。

3. 干扰

HiCN 转化液是一种低离子强度，pH 近中性的溶液（7.2±0.2）。样本中白细胞过高或球蛋白异常增高时，干扰检测结果。白细胞过高者，离心后取上清液比色；球蛋白异常增高（如肝硬化）者，比色液中加入少许固体氯化钠或碳酸钾，混匀后溶液澄清再比色。

4. 氰化钾试剂

氰化钾试剂是剧毒品，测定后的废液首先以水稀释废液（1∶1），再加次氯酸钠 35 mL/L，充分混匀，放置 15 h 以上，使 CN^-

氧化成CO_2和NH_3挥发，或水解成CO^{2-}和NH^{3+}，再排入下水道。废液不能直接与酸性溶液混合，因为氰化钾遇酸可产生剧毒的氰氢酸气体。

三、红细胞形态检查

正常红细胞的大小和形态较为一致，染色淡红色，中央着色较边缘浅，约占直径的1/3，胞质内无异常结构。

各种致病因素作用于红细胞生理过程的不同阶段引起相应的病理变化，导致某些类型贫血的红细胞产生特殊的形态变化，包括红细胞的大小、形态、染色性质和内含物等方面反映出来。此种形态学改变与血红蛋白测定、红细胞计数结果相结合可粗略地推断贫血原因，对贫血的诊断和鉴别诊断有很重要的临床意义。

常见的红细胞异常形态可分为以下四种：红细胞大小、形态、血红蛋白含量、结构异常。

（一）红细胞大小异常

1. 小红细胞

直径小于6 μm，体积变小，中央淡染区扩大。如果血涂片中出现较多染色过浅的小红细胞，提示血红蛋白合成障碍，可能由于缺铁引起；或者是珠蛋白代谢异常引起的血红蛋白病。而遗传性球形细胞增多症的小红细胞，其血红蛋白充盈良好，着色较深，生理性中央淡染区消失，直径也小于6 μm。

2. 大红细胞

直径大于10 μm。见于溶血性贫血、急性失血性贫血及巨幼细胞贫血。

3. 巨红细胞

直径大于15 μm，其内血红蛋白含量高，中央淡染区多不明显。最常见于叶酸及维生素B_{12}缺乏所致的巨幼细胞贫血。如果血涂片中同时存在分叶过多的中性粒细胞，则巨幼细胞贫血可能性更大。

4. 红细胞大小不均

红细胞大小不均是指红细胞之间直径相差 1 倍以上，差异悬殊。

常见于病理性贫血，反映骨髓中红细胞增生旺盛。而巨幼细胞贫血时尤为明显，也可见于缺铁性贫血、溶血性贫血等。

（二）红细胞形态异常

1. 球形红细胞

细胞直径小于正常，厚度增加且常大于 2.6 μm。无中心淡染区，似球形。常见于遗传性球形红细胞增多症和伴有球形细胞增多的其他溶血性贫血，如自身免疫性溶血性贫血、新生儿溶血病以及红细胞酶缺陷所致溶血性贫血等。可能机制：红细胞膜先天性或后天性异常致部分缺失，表面积/体积的比值减小。

2. 卵圆形红细胞

细胞呈卵圆形、杆形，长度可大于宽度 3.4 倍，最大直径可达 12.5 μm，横径可为 2.5 μm。此种红细胞置于高渗、等渗、低渗溶液或正常人血清内，其椭圆形保持不变，但幼红细胞以及网织红细胞均不呈椭圆形。在遗传性椭圆形细胞增多症的血涂片中此种红细胞可达 25%，甚至高达 75%。正常人仅约占 1%，这可能与细胞骨架蛋白异常有关。

3. 靶形红细胞

红细胞中心部位染色较深，其外围为苍白区域，而细胞边缘又深染，呈靶状或牛眼状。有的中心深染区不像孤岛而像从红细胞边缘延伸的半岛状态或柄状，而呈不典型的靶形红细胞。靶形红细胞直径可比正常红细胞大，但厚度变薄，因此体积可正常也可不正常。常见于各种低色素性贫血，在珠蛋白生成障碍性贫血中尤易见到阻塞性黄疸、肝脏疾病、脾切除后等。可能因 HbA 贫乏而又分布不均以及脂质异常有关。

4. 镰形红细胞

镰刀状,见于镰状细胞贫血。这是由于红细胞内存在异常血红蛋白S所致,在缺氧情况下,形成长形或尖形结晶体,膜变形。

5. 口形红细胞

红细胞中央有裂缝,中心苍白区呈扁平状,颇似张开的嘴或鱼口,在正常人也可发现。见于遗传性口形红细胞增多症、贫血和肝病。少数出现可见于弥散性血管内凝血(DIC)、酒精中毒。可能机制:细胞膜先天性缺陷,钠通道异常,细胞内钠早晨显著升高。

6. 棘红细胞

细胞表面有针尖状或指状突起,间距不规则,突起的长度、宽度不一。在β-脂蛋白缺乏症的患者血涂片中出现较多,也可见于脾切除后、酒精中毒性肝病、尿毒症等。须注意与皱缩红细胞区别,皱缩红细胞周边呈锯齿形排列紧密、大小相等,外端较尖。磷脂代谢异常,细胞膜胆固醇/磷脂酰胆碱比值增大,也可能由于制片不当引起。

7. 角形红细胞

细胞表面有粗大的角样突起,形态不一,数量不定,常见于DIC、血管内纤维沉积症、肾小球肾炎、尿毒症,多由细胞受到机械损伤引起。

8. 裂片红细胞

为红细胞碎片或不完整的红细胞,大小不一,外形不规则,有各种形态如刺形、盔形、三角形、扭转形等。正常人血涂片中裂片细胞小于2%,弥散性血管内凝血、微血管病性溶血性贫血、重型珠蛋白生成障碍性贫血时出现较多。

9. 红细胞形态不整

红细胞形态不整指红细胞形态发生各种明显的改变,可呈泪滴状、梨形、棍棒形、新月形(着色极浅,直径约为20 μm)等,最常见于巨幼细胞贫血。

10. 有核红细胞

正常成人外周血中不能观察到，在出生 1 周之内的新生儿外周血中可发现少数。成人外周血中出现有核红细胞均属病理现象，可见于以下几种情况。①增生性贫血：最常见于各种溶血性贫血、急性失血性贫血、巨幼红细胞性贫血、严重的低色素性贫血。以出现晚幼红细胞或中幼红细胞为多见。外周血中出现有核红细胞表示骨髓中红细胞系增生明显活跃。②红血病、红白血病：骨髓中幼红细胞异常增生并释放入血，以原红细胞、早幼红细胞为多见。③髓外造血：骨髓纤维化时，脾、肝、淋巴结等组织恢复胚胎时期的造血功能，这些组织因缺乏对血细胞释放的调控能力，幼红细胞大量进入外周血。各发育阶段的幼红细胞都可见到，并可见到幼粒细胞及巨核细胞。④其他：如骨髓转移癌、严重缺氧等。

（三）血红蛋白含量异常

1. 正常色素性

正常红细胞在瑞氏染色的血片中为淡红色圆盘状，中央有生理性浅染区，称为正常色素性，红细胞着色的深浅取决于细胞内血红蛋白含量的多少。除见于正常人外，还见于急性失血、再生障碍性贫血和白血病。

2. 低色素性

红细胞的生理性中心浅染区扩大，甚至成为环形红细胞，即红细胞仅周围着色，提示血红蛋白含量明显减少，常见于缺铁性贫血、珠蛋白生成障碍性贫血、铁幼粒细胞性贫血等。

3. 高色素性

高色素性指红细胞内生理性中心浅染区消失，整个红细胞均染成红色，而且胞体增大。其平均红细胞血红蛋白的含量是增高的，但平均血红蛋白浓度多属于正常。最常见于巨幼细胞贫血。

4. 嗜多色性

属于尚未完全成熟的红细胞，故细胞较大，因胞质中含有少量嗜碱性物质(RNA),而被染成灰蓝色或灰红色。嗜多色性红细胞增多提示骨髓造红细胞功能活跃。在增生性贫血和溶血性贫血时多见。

5. 细胞着色不一

低色素和正常色素细胞同时存在于一个血涂片中,多见于铁幼粒红细胞性贫血。

(四)结构异常

1. 嗜碱性点彩红细胞

简称点彩红细胞,指在瑞氏染色条件下,胞质内存在嗜碱性蓝色颗粒的红细胞,属于未完全成熟红细胞,其颗粒大小不一、数量不等、正常人血涂片中很少见到。当铅、铋、汞中毒时增多,常作为铅中毒的诊断筛选指标。有人认为是由于红细胞的膜受重金属损伤后,其胞质中的核糖体发生凝聚形成。

2. 染色质小体

染色质小体又称豪焦小体,位于成熟红细胞或幼红细胞的胞质内,呈圆形,直径1~2 μm,呈暗紫红色,1至数个,已证实为核碎裂或溶解后所剩残余部分,可见于脾切除术后、无脾症、脾萎缩、脾功能低下、红白血病和某些贫血患者;在巨幼细胞贫血时,更易见到。

3. 卡波环

在嗜多色性或碱性点彩红细胞的胞质中出现的紫红色细线圈状结构,呈环形或绕成8字形。现认为可能是胞质中脂蛋白变性所致,常与染色质小体同时存在。见于巨细胞性贫血、白血病、脾切除和铅中毒患者。

4. 寄生虫

当患者感染疟原虫、微丝蚴、杜氏利什曼原虫等时,可见红细胞胞质内相应的病原体。

四、血细胞比容测定

(一)毛细管法

1. 原理

将定量的抗凝血液在一定的速度和时间离心沉淀后,血液中的各种不同成分互相分离,计算压实红细胞占全血的比值,即毛细管法测定血细胞比容(hematocrit,HCT)。

2. 器材和试剂

(1)毛细管:用钠玻璃制成专用玻管,长度为(75±0.5) mm;内径为(1.155±0.085) mm;管壁厚度为0.20 mm,允许范围为0.18~0.23 mm。

(2)密封胶:应使用黏土样密封胶或符合要求的商品,用于密封毛细管。

(3)高速离心机:专用离心机。离心半径应大于8.0 cm,能在30 s内加速到最大转速,在转动圆周边的相对离心力(RCF)为1 000~15 000 g时,转动5 min,转盘的温度不超过45 ℃。

(4)读数尺:特制读数换算尺。

3. 操作

(1)吸取标本:用虹吸法将血液充入专用毛细管中,至2/3(50 mm)处,避免气泡产生。

(2)密封毛细管:把毛细管未吸血的一端垂直插入密封胶,封口。密封胶柱应为4~6 cm。

(3)离心:把毛细管(封口端向外)放入专用高速离心机,以RCF 12 500 g离心5 min。

(4)读数:取出离心后的毛细管置于专用读数板的凹槽中,移动滑尺刻度至还原红细胞层表层,读出相对应的数值。或用刻度尺分别测量红细胞层和全血层长度,计算其比值。

4. 方法学评价

(1)干扰因素:①器材。所用器具清洁干燥,防止溶血。②抗凝剂。量要准确,并与血液充分混匀,特别要防止血液稀释、凝固。③密封操作。为防止破坏红细胞,毛细管的密封不能采用烧熔的方法。④离心。离心速度直接影响结果,相对离心力以 10 000 ~ 15 000 g 为宜,当读数>0.50 时,应再离心 5 min,放置毛细管的沟槽平坦,胶垫富有弹性,防止离心时血液漏出;一旦发生漏血,应清洁离心盘后重新测定。⑤红细胞因素。结果假性增高:红细胞形态异常(如小红细胞、大红细胞、球形红细胞、椭圆形红细胞或镰形红细胞等)和红细胞增多时应注明,因红细胞的变形性降低和数量增多可使血浆残留量增加,高网织红细胞或高白细胞等也可使 HCT 假性增高。结果假性降低:体外溶血和自身凝集等。

(2)质量保证:①读数方法。离心后血液分为 5 层,自上而下分别为血浆层、血小板层、白细胞层和有核红细胞层、还原红细胞层(紫黑红色)、氧合红细胞层(鲜红色)。读数以还原红细胞层表面为准。②红细胞因素。红细胞异常时因变形性降低使血浆残留量增加,结果假性增高,而体外溶血和自身凝集会使结果假性降低。③离心效果。因本法用高速离心,红细胞间残存的血浆量较少,因而结果较温氏法低。④重复性。同一标本的两次测量结果之差不可大于 0.015。

(二)温氏法

1. 原理

温氏法的血细胞比容测定原理同毛细管法,但使用常规中速离心。

2. 器材和试剂

(1)温氏管:平底厚壁玻璃管,长 110 mm,内径 3 mm(内径不均匀性误差<0.05 mm),管上刻有 0 ~ 100 mm 刻度,分度值为 1 mm,其读数一侧由下而上,供测血细胞比容用,另一侧由上而下,

供红细胞沉降率测定用。

(2)细长毛细滴管。

(3)水平式离心机:RCF 在 2 264 g 以上。

3. 操作

(1)吸取标本:用细长毛细滴管吸取混匀的抗凝血,插入温氏管底部,然后将血液缓慢注入至刻度“10”处,并用小橡皮塞塞紧管口。

(2)离心:将加好标本的温氏管置于离心机,以 RCF 为 2 264 g 离心 30 min,读取压实红细胞层柱高的毫米数,再以同样速度离心 10 min,至红细胞层高度不再下降为止。

(3)读数:以还原红细胞层表面为准,读取红细胞层柱高的毫米数,乘以 0.01,即为血细胞比容值。

4. 方法学评价

(1)干扰因素:①抗凝剂因素。将 3.5 mg 的 EDTA-K 或 0.2 mg 的肝素装于小试管内烘干,可抗凝 2 mL 血液,应严格控制加入量,抗凝剂用量过大可使红细胞皱缩。②标本因素。以空腹采血为好,采血应顺利。因静脉压迫时间过长(超过 2 min)会引起血液淤积与浓缩,所以当针刺入血管后应立即除去止血带再抽血,以防 HCT 增加。上层血浆如有黄疸及溶血现象应予以注明,供临床医师参考。③吸取标本因素。抗凝血在注入温氏管前应反复轻微振荡,使 Hb 与氧充分接触,注入温氏管时要避免产生气泡。

(2)质量保证:要确保离心条件的规范。因红细胞的压缩程度受相对离心力大小和离心时间的影响较大,故要求 RCF 为 2 264 g,离心 30 min,相对离心力(g)= $1.118\times10^{-8}\times$有效离心半径(cm)$\times$每分钟转速^2。如有效离心半径不足或转速不足均可使相对离心力降低,必须适当延长离心时间或提高离心速度加以纠正。本法离心力不足以完全排除红细胞之间残留血浆(残留 2% ~ 3%)且用血量大,已逐步被毛细管微量法取代。

(三)血细胞比容测定参考方法

1. 一般技术要求

(1)血液标本:静脉血使用 EDTA-K 抗凝,容器体积应足够大,使空气体积占试管体积20%以上,当颠倒混匀8~10次后血液能充分混合,并全部氧合。毛细血管血应使用特制的、内部涂抗凝剂(常为肝素铵)的微量血细胞比容管,采自手指、耳朵或足跟的穿刺部位,约需50 μL血液。

(2)一次性玻璃毛细管性能:Ⅱ型碱石灰玻璃,长度(75±0.5)mm,内径(1.155±0.085)mm,管壁厚度0.18~0.23 mm,粗细变化不超过内径与毛细管长度之比的2%。

(3)封胶:特制的、柔软的,用于吸样后封闭毛细管一端。

(4)微量血细胞比容离心机性能:半径>8 cm;相对离心力应为10 000~15 000 g,启动30 s内达最高转速,至少应保持5 min无明显发热;转子温度不超过45 ℃;离心机有多个试管位置(如24个),样品轨道位置应有编号;有自动计时器。在使用前和每年应定期核查,用转速计核查离心速度,准确度应为±1 r/min,用秒表核查计时器的准确度和精密度。

(5)压积时间:选择1份正常和1份红细胞增多的血液标本,充分混匀,分别充满两根毛细管,离心2 min,测量并记录结果。然后,再用充满新鲜血的毛细管,重复此过程,以30 s为增量,增加离心时间,直到HCT值稳定。如果4 min后HCT值稳定,4.5 min时不再改变,那么4.5 min即为合适的离心时间。

(6)血细胞比容读数板:应采用专用血细胞比容读数板,最好用防视差的游标,应定期用与血细胞比容管长度一致的、印有连续刻度的血细胞比容卡读数器对照核查。

2. 操作方法

(1)混合:充分混合血液标本,通常用手颠倒混匀8~10次或用机械混匀器混合2~3 min。若4 ℃保存样品,使用前应先平衡至室温。

（2）吸样：不超过毛细管总长度的2/3～3/4，待末端干燥，在未吸样端塞入特制封胶。良好的封口应使管内底部平整。

（3）离心：毛细管吸样后放入离心机，记录每根管子位置，按预设时间（通常5 min）以10 000～15 000 g离心。

（4）读数：红细胞柱长度与全血柱总长度直接由血细胞比容读数器得出，应尽可能排除血小板和白细胞层所形成的棕黄层。

（5）判断结果：两次测定结果相差不超过0.005 m/L。

（四）参考值

男0.380～0.508；女0.335～0.450。

（五）临床意义

临床意义与红细胞计数相似。增高可因红细胞数量绝对增加或血浆量减少所致，降低是诊断贫血的指标。

五、网织红细胞计数

网织红细胞是尚未完全成熟的红细胞，是晚幼红细胞脱核后到完全成熟之间的过渡型细胞。由于胞质内还残存多少不等核糖体、核糖核酸等嗜碱性物质，用新亚甲蓝染液进行活体染色，嗜碱物质凝聚成颗粒，其颗粒又连缀成线，构成浅蓝或深蓝的网织状结构而得名。红细胞由骨髓释放入外周血，尚需24～48 h合成最后20%的血红蛋白，残存的嗜碱物质才能完全消失，成为成熟红细胞。网织红细胞较成熟红细胞稍大，直径为8.0～9.5 μm，是Wright染色血涂中的嗜多色性红细胞。网织红细胞经煌焦油蓝活体染色后可分为4型。

Ⅰ型（丝球型）：无核红细胞中央集结有浓密蓝色网状物。

Ⅱ型（网型）：无核红细胞中央有疏松大孔眼的网状物。

Ⅲ型（破网型）：网状物减少，由点线状颗粒形成残破不全的网状。

Ⅳ型（点粒型）：只有少数蓝色点状颗粒或极小的网状残余，散布于红细胞的一隅。

网织红细胞计数可用以判断骨髓增生情况，网织红细胞的增加或减少直接反映骨髓造血功能的盛衰，网织红细胞计数除对贫血的诊断和鉴别诊断有重要参考价值外，还可作为疗效和病情的观察指标。

（一）参考值

百分数：成人0.005～0.015（0.5%～1.5%，平均1%）；新生儿0.02～0.06（2%～6%）；绝对值：（24～84）×10 m/L。

（二）临床意义

1. 病理性增多

（1）各种增生性贫血：如溶血性贫血、急性失血性贫血时，网织红细胞增高，其中以溶血性贫血增高尤为显著，可高达20%甚至更高。当缺铁性贫血和巨幼细胞性贫血治疗有效时，网织红细胞可见短时间增加，之后可降至正常或轻度增高。

（2）白血病、重金属中毒、疟疾、肿瘤等病理性因素刺激也可使网织红细胞呈不规则轻度增高，这并不反映骨髓造血功能。

2. 病理性减少

表示骨髓造血功能降低，见于再生障碍性贫血，某些溶血性贫血发生再生障碍危象时可一过性明显减少。

3. 临床应用

（1）评价骨髓造血功能：网织红细胞增高，提示骨髓造血活跃，反之，造血降低。

（2）观察贫血疗效：增生性贫血如缺铁性贫血经合理治疗，网织红细胞与日俱增，网织红细胞的增高先于RBC和Hb的增长；再生障碍性贫血治疗有效时，网织红细胞即渐渐回升甚至轻微增高，若无效，则不见增高。因此，网织红细胞计数是对贫血患者进行经常性随访、观察贫血疗效的重要指标。

（3）估计骨髓移植术后造血功能的恢复情况：骨髓移植后，外周血细胞持续回升，可提示造血恢复。在血小板、中性粒细胞、白细胞计数和网织红细胞计数四项指标中，网织红细胞恢复最早。因此，网织红细胞计数可用来估计骨髓移植后骨髓造血功能的重建情况。

（4）监测肿瘤放、化疗后骨髓抑制及其恢复情况：恶性肿瘤放、化疗时，可抑制正常造血，网织红细胞先于其他细胞明显降低；在治疗后，由于组织氧化受阻，刺激 EPO 水平增高，网织红细胞迅速增高，这也早于白细胞和血小板的恢复。因此，网织红细胞计数是骨髓造血受抑制和恢复的较敏感指标之一。

六、红细胞沉降率测定

红细胞沉降率（erythrocyte sedimentation rate，ESR）是指红细胞在一定条件下沉降的速度。红细胞沉降的速度受多种因素影响，其中最基本的因素是红细胞缗钱状形成。红细胞形成缗钱状或凝集成团后下降速度比单个分散的红细胞要快得多，因为总面积减少，承受血浆阻力减少。影响缗钱状形成的因素有：①血浆中各种蛋白的比例。正常情况下红细胞因胞膜表面的唾液酸而带负电荷，彼此排斥间距约为 25 nm。白蛋白带负电荷，球蛋白与纤维蛋白原带正电荷，如血浆中纤维蛋白原或球蛋白含量增加或白蛋白含量减少时，使红细胞两面的负电荷减少，容易使红细胞形成缗钱状而红细胞沉降率加快。此外胆固醇、甘油三酯有促进作用，卵磷脂有抑制作用。②红细胞数量和形状。红细胞减少时，因下降阻力减少则红细胞沉降率加快，反之红细胞增多时红细胞沉降率减慢。此外，红细胞直径愈大红细胞沉降率愈快，球形红细胞不易聚集成缗钱状，使红细胞沉降率减慢。

（一）参考值

魏氏（Westergren）法：成年男性 0 ~ 15 mm（1 h 末），成年女性

0～20 mm(1 h 末)。

(二)临床意义

1. 增高

增高包括生理性和病理性增高。

(1)生理性增高:妇女月经期,可能与子宫内膜破损及出血有关;妊娠3个月以上直至分娩红细胞沉降率加快,这可能与生理性贫血及纤维蛋白原含量增加有关。

(2)病理性增高:①炎症性疾病,急性细菌性炎症时,血中急性时相蛋白增多,如α-抗胰蛋白酶、α_2-巨球蛋白、C反应蛋白、转铁蛋白、纤维蛋白原等物质能促使红细胞聚集,使红细胞沉降率加速。风湿热为变态反应性结缔组织炎症,活动期时红细胞沉降率加快。慢性炎症如肺结核活动期时,血中纤维蛋白原及球蛋白增加,红细胞沉降率明显加快。②组织损伤及坏死,较大的组织损伤如急性心肌梗死、肺梗死,或手术创伤可使红细胞沉降率加快。③恶性肿瘤,增长迅速的恶性肿瘤可能因为血中α_2-巨球蛋白、纤维蛋白原增加、肿瘤组织坏死、继发感染、贫血等可使红细胞沉降率增高。④各种原因所致的高球蛋白血症,如恶性淋巴瘤、系统性红斑狼疮、类风湿关节炎、亚急性感染性心内膜炎等红细胞沉降率增高。慢性肾炎、肝硬化时,白蛋白减少、球蛋白增加,红细胞沉降率增高。⑤贫血,贫血患者血红蛋白<90 g/L时,红细胞沉降率增高,并随着贫血加重而增高。⑥高胆固醇血症,见于动脉粥样硬化、糖尿病、肾病综合征等可因血中胆固醇增高,红细胞沉降率增高。

2. 降低

一般临床意义较小,严重贫血、球形红细胞增多症、纤维蛋白含量重症缺乏,红细胞沉降率可降低。

七、红细胞血红蛋白H包涵体

红细胞血红蛋白H包涵体(HbH)测定是诊断血红蛋白H病

的一种试验。目前常用的方法是煌焦油蓝法。

临床意义：血红蛋白 H 病患者的红细胞中，血红蛋白 H 包涵体阳性的红细胞比例可达 0.5 以上。轻型地中海贫血时，在患者红细胞中也偶可见到 HbH 包涵体。

八、血红蛋白电泳

血红蛋白电泳（HE）是观察和分离异常血红蛋白的可靠方法，是诊断血红蛋白分子病不可缺少的检验项目。目前常用的方法是乙酸纤维薄膜电泳法。

临床意义：血红蛋白 A_2（HbA_2）增高是轻型 β-球蛋白生成障碍性贫血（β-地中海贫血）的一个重要特征，血红蛋白 F（HbF）增高可见于重型 β-地中海贫血患者，可高达 0.3 ~0.9，但轻型者 HE 不增加。

第三节　白细胞检验

一、白细胞检验的一般方法

（一）白细胞功能检验

1. 墨汁吞噬试验

（1）原理：血液中中性粒细胞及单核细胞对细菌、异物等具有吞噬作用。在一定量的肝素抗凝血中，加入一定量的墨汁，经 37 ℃温育 4 h，涂片染色镜下观察吞噬细胞对墨汁的吞噬情况，并计算吞噬率及吞噬指数。

（2）参考值：成熟中性粒细胞吞噬率 74% ±15%，吞噬指数 126±60；成熟单核细胞吞噬率 95% ±5%，吞噬指数 313±86。

（3）临床评价：粒细胞的吞噬功能仅限于成熟阶段，单核细胞幼稚型和成熟型都具有吞噬能力。急性单核细胞白血病 M5a 为弱阳性,M5b 吞噬指数明显增高。急性粒细胞白血病(M2)、急性淋巴细胞白血病和急性早幼粒细胞白血病的原始及幼粒细胞多无吞噬能力,吞噬试验为阴性。急性粒-单核细胞白血病呈阳性反应,对鉴别有一定价值。慢性粒细胞白血病的成熟中性粒细胞吞噬能力明显降低。

2. 白细胞吞噬功能试验

(1)原理:分离白细胞悬液,将待测的吞噬细胞与某种可被吞噬而又易于可见计数的颗粒物质如葡萄球菌混合,温育一定时间后,细胞可被中性粒细胞吞噬,可在镜下观察中性粒细胞吞噬细菌的情况,根据吞噬率和吞噬指数即可反映吞噬细胞的吞噬功能。

(2)参考值:吞噬率(%)= 吞噬细菌的细胞数/200 个(中性粒细胞)×100%。正常人为 62.8% ±1.4%。吞噬指数 = 200 个中性粒细胞吞噬细胞总数/200 个(中性粒细胞)。正常人为 1.06 ± 0.05。

(3)临床评价:吞噬细胞分大吞噬细胞和吞噬细胞两大类。前者包括组织中的巨噬细胞和血循环中的大单核细胞,后者主要是中性粒细胞。本试验可了解中性粒细胞的吞噬功能。比如吞噬率和吞噬指数增高,反映中性粒细胞吞噬异物功能的增强,常见于细菌性感染。对疑有中性粒细胞吞噬功能低下者,有帮助确诊的价值。

3. 血清溶菌酶活性试验

(1)原理:溶菌酶能水解革兰氏阳性球菌细胞壁乙酰氨基多糖成分,使细胞失去细胞壁而破裂。以对溶菌酶较敏感的微球菌悬液为作用底物,根据微球菌的溶解程度来检测血清或尿中溶黄酶的活性。

(2)参考值:血清 5 ~ 15 mg/L,尿 0 ~ 2 mg/L(比浊法)。

(3)临床评价:在人体血清中的溶菌酶,主要来自血中的单核细胞和粒细胞,其中以单核细胞含量最多。在中性粒细胞中,从中幼粒到成熟粒细胞可随细胞的成熟程度而增高。嗜酸性粒细胞,除中幼阶段外,均无此酶活性。淋巴细胞中则含量极低。血清和血浆中的溶菌酶大部分是由破碎的白细胞所释放。血清溶菌酶含量增高可见于部分急性粒细胞白血病。急性单核细胞白血病(简称急单)的血清溶菌酶含量明显增高,由于成熟单核细胞溶菌酶的含量很多,因而在周围血中成熟单核细胞的多少直接影响血清溶菌酶的测定值。一般认为急性单核细胞白血病血清溶菌酶增高,是由于患者的单核细胞不能转移到组织内或溶菌酶迅速从单核细胞释放入血的结果。尿溶菌酶含量也增高,故尿溶菌酶阴性可排除急性单核细胞白血病的诊断。急粒-单核细胞白血病血清溶菌酶含量也有明显增高,其增高程度与白细胞总数有关,在治疗前其含量明显高,表示细胞分化程度较好,预后亦较好。急性粒细胞白血病的血清溶菌酶的含量可正常或增高,临床意义与急粒-单核细胞白血病相似。急性粒细胞白血病和急性单核细胞白血病都是在治疗缓解、白细胞减少时,血清溶菌酶含量也同时下降,但在复发时上升。急性淋巴细胞白血病多数降低,少数正常;慢性粒细胞白血病血清溶菌酶含量正常,但急变时下降。

4. 硝基四氮唑蓝还原试验

(1)原理:硝基四氮唑蓝(NBT)是一种染料,其水溶液呈淡黄色。当被吞入或掺入中性白细胞后,有产生过氧化物酶的作用,可接受葡萄糖中间代谢产物葡萄糖-6-磷酸在已糖磷酸旁路代谢中NADPH 氧化脱下的氢,而被还原成非水溶性的蓝黑色甲腊颗粒,呈点状或片状沉着在胞浆内有酶活性的部位,可在显微镜下观察并计数阳性细胞百分比。

(2)参考值:正常成人的阳性细胞数在10%以下。若有10%以上中性粒细胞能还原 NBT,即为 NBT 还原试验阳性;低于10%则为阴性。

(3)临床评价:用于中性粒细胞吞噬杀菌功能异常的过筛,鉴别和辅助诊断儿童慢性肉芽肿(CGD),葡萄糖-6-磷酸脱氢酶(G-6-PD)缺乏症,髓过氧化物酶缺乏症和Job综合征。NBT还原试验阳性,如在涂片中能查出几个出现甲腊沉淀的中性粒细胞即可排除CGD。故本试验可用于这些疾病的过密鉴别和辅助诊断。如在涂片中未查出有甲腊沉淀的中性粒细胞而又不能确定是CGD时,可做细菌内毒素激发试验确诊。方法如下:将10 g大肠杆菌内毒素溶于50 mL生理盐水,取0.05 mL与0.5 mL肝素抗凝血在试管内混匀,盖住管口置室温15 min后,按前述方法进行NBT还原试验。若NBT还原阳性细胞超过29%,即可否定CGD;若仍在10%以下,即可诊断为中性粒细胞吞噬杀菌功能异常。用于细菌感染的鉴别。全身性细菌感染时,患者的NBT还原阳性细胞在10%以上,而病毒感染或其他原因发热的患者则在10%以下。但若细菌感染而无内毒素等激发白细胞还原NBT的物质入血时,也可在10%以下。器官移植后发热的鉴别:器官移植后发热,若非细菌感染所致,其NBT还原试验阴性;若该试验阳性,则提示可能有细菌感染。无丙种球蛋白血症、镰状细胞贫血、恶性营养不良、系统性红斑狼疮、类风湿关节炎、糖尿病等,以及应用激素、细胞毒药物、保泰松等治疗时,NBT还原阳性细胞比例可降低。新生儿、小儿成骨不全症、心肌梗死急性期、淋巴肉瘤、变应性血管炎、脓疮性银屑病、皮肌炎、某些寄生虫感染(如疟疾)和全身性真菌感染(如白念珠菌性败血症)、注射伤寒菌苗后、口服避孕药或孕酮后,NBT还原阳性细胞比例可增高。

5. 白细胞趋化性试验

(1)原理:在微孔滤膜的一侧放入粒细胞,另一侧放入趋化因子(细菌毒素、补体C3a、淋巴因子等),检测离体粒细胞经过滤膜到达趋化因子这一侧定向移动的能力。

(2)参考值:趋化指数3.0~3.5。

(3)临床评价:趋化性是粒细胞到达炎症局部所必需的。本试验是观察粒细胞向感染灶运动能力的一项重要检测方法。趋化功能异常可见于 Wiskot-Aldrich 综合征、幼年型牙周炎、糖尿病、烧伤、新生儿、慢性皮肤黏膜白念珠菌病、高 IgE 综合征、先天性鱼鳞病、膜糖蛋白(分子量 1 100)缺陷症、肌动蛋白功能不全症、Chediak-Higashi 综合征。

6. 吞噬细胞吞噬功能试验

(1)原理:活体巨噬细胞、单核细胞在体内外均有吞噬细菌、异物的功能,在体外将细胞与异体细胞或细菌混合孵育后,染色观测其吞噬异体组织或细菌的数量,可了解其吞噬功能,利用中药斑蝥在人的前臂皮肤上发疱,造成非感染性炎症,诱使单核细胞游出血管大量聚集于疱液内,抽取疱液则成为天然提纯的吞噬细胞悬液。以鸡红细胞为靶细胞,在体外 37 ℃条件下观察吞噬细胞对鸡红细胞的吞噬消化活性,取试管内的细胞进行涂片染色和镜检并计算吞噬百分率和吞噬指数。

(2)参考值:吞噬百分率(62.77±1.38)%,吞噬指数 1.058±0.049。

(3)临床评价:吞噬细胞是机体单核吞噬细胞系统的重要组成部分,而单核吞噬细胞系统与肿瘤的发生、发展有密切关系。吞噬细胞在组织中含量多,分布广,移动力强且能识别肿瘤细胞,所以吞噬细胞在机体免疫监视系统中发挥主要作用。吞噬细胞功能检测对基础理论研究和临床治疗都有重要意义,此法可测定吞噬细胞的非特异性吞噬功能,吞噬细胞吞噬功能低下主要见于各种恶性肿瘤,吞噬率常低于 45%,手术切除好转后可以上升,故可作为肿瘤患者化疗、放疗、免疫治疗疗效的参考指标。一些免疫功能低下的患者,吞噬率降低,可作为预测感染发生的概率,并观测疗效、判断预后的指标。

（二）白细胞代谢及其产物检验

1. 末端脱氧核苷酰转移酶检测

（1）酶标免疫细胞化学显示法

1）原理：末端脱氧核苷酰转移酶（TdT）是一种 DNA 聚合酶，它不需要模板的指导，就可以催化细胞的脱氧核苷酸，使其转移到低聚核苷酸或多聚核苷酸的 3′OH 端，合成单链 DNA。兔抗牛 TdT 抗体能和人细胞的 TdT 产生交叉反应，可采用免疫荧光技术或酶标免疫细胞化学技术，用辣根过氧化物酶－抗酶复合物在细胞涂片上定位，显示细胞内的 TdT。

2）结果：阳性反应为棕黄色颗粒，定位在细胞核上。TdT 为早期 T 淋巴细胞的标志，在正常情况下不成熟的胸腺淋巴细胞出现阳性反应，正常人外周血细胞中极少或无活性。

3）临床评价：95% 以上急性淋巴细胞白血病和大约 30% 慢性粒细胞白血病急淋变患者外周血细胞有明显的 TdT 活力，病情缓解后阳性率逐渐减弱。在急性淋巴细胞白血病中，由于细胞表面标志不同，TdT 活性也有变化，T－ALL、早 B 前体－ALL 细胞的阳性率很高，B－ALL 细胞阴性。当外周血中此酶活性升高，就预示着血细胞的恶性变，因此 TdT 的测定对急性白血病的鉴别和治疗都有一定意义。

（2）同位素检测法

1）原理：以 ^{3}H 或 ^{14}C 标记的脱氧核苷三磷酸等的 dXTP 为基质，用低聚脱氧核苷（dA）等人工同聚物作为引物，由于酶反应与引物重合，基质不溶于三氧醋酸，可用玻璃纤维盘将其吸附，从未被放射性核素标记的反应基质中分离出反应的生成物。计测放射活性。除去不加引物所测定的内源性反应所引起的活性之后，可测算酶的活性。

2）参考值：正常人骨髓细胞的活性为 dGTP 掺入 1×10^{9} 个细胞的量，为 0～0.09 mmol/L。

3）临床评价：急性淋巴细胞白血病（B-ALL 除外）可检出较高的 TdT 活性，慢性粒细胞性白血病急性变时，约有 1/3 的病例在原始细胞中能检出高活性的 TdT。恶性淋巴瘤中，原始淋巴细胞性淋巴瘤的淋巴结细胞中能检出高的 TdT 活性。此酶检检查在研究造血细胞的分化与白血病的关系、白血病细胞的起源、白血病的治疗药物选择上都有较重要的价值。

2. N-碱性磷酸酶检测

（1）原理：用 P-硝基酚磷酸盐（P-NPP）作为细胞碱性磷酸酶（APase）总活性检测的基质，在反应中生成 P-硝基酚，测量 400 nm 时的吸光密度，借以检测出细胞 A-Pase 的总活性。此外，可通过 CASP 作为基质来测定 N-碱性磷酸酶（N-APase）的活性。通过酶反应，生成半胱胺，这是用二硝基苯（DNTB）置换 5-硫-硝基酚酸；检测 412 nm 的吸光密度，借以检测 N-APase 的总活性。在基质液中加入用 N-丁醇 ∶ 水（1 ∶ 3）的混合液提取粗酶液，室温下放置 60 min，记录酶反应，求出酶反应的速度。一般情况下，N-APase 的 P-NPP 与 CASP 的水解速度之比（VP-NPP/VCASP）在 1.1 ~ 2.0，平均为 1.8。因此，N-APase 的活性可用 VP-NPP-1.8 VCASP 求出，再从（VP-NPP-1.8 VCASP）VP-NPP 计算 N-APase 的百分率。

（2）参考值：正常人的粒细胞、淋巴细胞中不能检出 N-APase 的活性。

（3）临床评价：在 AML 及 CML 慢性期、CML 急性变的原粒细胞中，均不能检出 N-APase。但在 ALL 和 CML 急淋变时，原始淋巴细胞能检出 N-APase，且不仅在非 T-ALL、非 B-ALL 的幼稚细胞，而且在 T-ALL 及具有 B 细胞标记物的原始细胞中亦可检出，因此，认为此酶是从未成熟的白血病性原始淋巴细胞向 T 细胞、B 细胞分化过程中，未成熟的淋巴系统的细胞标志酶。此外，在鼻咽癌、喉癌等被认为是病毒感染所致的肿瘤细胞中，以及与 EB 病毒有关的传染性单核细胞增多症、Burkitt 淋巴瘤等，均可检出此酶。

3. 酸性 α 醋酸酯酶检测

(1)原理：血细胞中的酸性 α-醋酸酯酶(ANAE)，在弱酸性(pH 5.8)条件下能将基质液中的 α-醋酸萘酯水解，产生 α-萘酚。产生的 α-萘酯酚再与六偶氮副品红偶联形成不溶性暗红色偶氮副品红萘酚沉淀，定位于胞质内酶活性处，呈现单一的或散在的红色点块状或颗粒状。

(2)结果：酸性 α-醋酸酯酶主要分布在 T 细胞和单核细胞内，粒细胞、B 细胞、红系细胞、巨核细胞和血小板中含量较少。T 细胞为 ANAE 阳性细胞，胞质内有大小不等、数量不一的紫红色颗粒或斑块；B 细胞为 ANAE 阴性细胞，胞质呈黄绿色，胞质内无红色斑块；单核细胞为 ANAE 阳性细胞，其胞质内有细小红褐色颗粒斑块。

(3)临床评价：①有助于区分 T 细胞和 B 细胞，ANAE 染色在 T 细胞胞质中呈现点状颗粒或大块局限阳性反应，B 细胞大多数为阴性反应，偶见稀疏弥散细小颗粒。②有助于鉴别急性白血病类型，急性 T 细胞白血病细胞为点状或块状阳性，局限分布；急性粒细胞白血病细胞 ANAE 染色大部分呈阴性或弱阳性反应，颗粒增多的早幼粒白血病细胞阳性反应较强，为弥散性分布；急单呈强阳性反应，胞质为均匀一致的弥散样淡红色或深红色，无点状颗粒。

(三)白细胞动力学检验

1. 氚标记脱氧胸苷测定

(1)原理：分离粒细胞，并在培养过程中加入 PHA 或特异性抗原刺激后，加入^{3}H-TdR，其可被细胞摄入参与 DNA 合成，其掺入量与 DNA 合成的量以及增殖细胞数成正比，用液体闪烁计数器测定^{3}H-TdR 的掺入量，即可判定粒细胞的增殖水平。

(2)参考值：SI<2。

(3)临床评价:在正常情况下,体内粒细胞在增殖池(骨髓)、循环池(血液)及边缘池(组织)之间处于平衡状态,末梢血中成熟粒细胞数为$(2.5\sim5.5)\times10^9/L$。在病理情况下,这种平衡状态受到不同程度的破坏,即可能出异常。研究白血病细胞动力学时给急性白血病患者连续静脉输入^3H-TdR,8 ~ 10 d后观察到仍有8% ~10%的白血病细胞未被标记,这一部分白血病细胞增殖相当缓慢,说明白血病细胞是一群非同步化增殖的细胞。

2. 波尼松刺激试验

(1)原理:正常时骨髓中粒细胞储备量是外周血中的10 ~ 15倍,泼尼松具有刺激骨髓中性粒细胞由储备池向外周血释放的功能。如果受检者骨髓的粒细胞储备池正常,服用泼尼松后经过一定时间储备池大量释放至血流而使外周血中性粒细胞的绝对值明显增高。反之,则无此作用或作用不明显。此法可间接测定骨髓粒细胞中粒细胞的储备功能。

(2)参考值:服药后中性粒细胞最高绝对值$>20\times10^9/L$(服药后5 h为中性粒细胞上升到高峰的时间)。

(3)临床评价:泼尼松试验可反应骨髓中性粒细胞储备池的容量,中性粒细胞减少的患者,如服用泼尼松后外周血中性粒细胞最高绝对值$>20\times10^9/L$,表明患者中性粒细胞的储备池正常,粒细胞减少可能是由于骨髓释放障碍或其他因素所致。这对于某些骨髓受损引起粒细胞减少的轻微病例有一定参考及诊断价值,反之,则反映储备不足。

3. 肾上腺素激发试验

(1)原理:白细胞(主要是指中性粒细胞)进入血流后,约半数进入循环池,半数黏附于血管壁成为边缘池的组成成分。此部分白细胞在外周血白细胞计数中不能得到反映,注射肾上腺素后血管收缩,黏附于血管壁上的白细胞脱落,从边缘池进入循环池,致外周血白细胞数增高,其作用持续时间为20 ~ 30 min。分别在注射前和注射后 20 min 取血，计数中性粒细胞数。

(2)参考值：粒细胞上升值一般低于$(1.5\sim2)\times10^9$/L。

(3)临床意义：白细胞减少者，注射肾上腺素后，如外周血白细胞能较注射前增加1倍以上或粒细胞上升值超过$(1.5\sim2)\times10^9$/L。表示患者白细胞在血管壁黏附增多，提示患者粒细胞分布异常，即边缘池粒细胞增多，如无脾大，可考虑为“假性”粒细胞减少。如果增高低于上述值，则应进行其他检查，进一步确定白细胞减少的病因。

4. 二异丙酯氟磷酸盐标记测定

(1)原理：二异丙酯氟磷酸盐标记是利用含有放射性磷的二异丙酯氟磷酸作为胆碱酯酶的抑制剂，与细胞上的胆碱酯酶结合，即使细胞崩解，也不再与其他细胞相结合。故对测定血液循环中细胞池的大小以及滞留的时间均非常方便。用于粒细胞动力学研究时，一旦采血制成离体标记物后即做静脉注射。经过一段时间再次采血。分离粒细胞，通过追踪观察其放射活性的变化，可测知外周血中有关粒细胞池的参数。

(2)参考值

1)粒细胞总数的测定

标记粒细胞半衰期($t_{1/2}$)：4～10 h。

血中滞留时间：10～14 h。

全血粒细胞池(TBGP)：$(35\sim70)\times10^7$/kg。

循环粒细胞池(CGP)：$(20\sim30)\times10^7$/kg。

边缘粒细胞池(MGP)：$(15\sim40)\times10^7$/kg。

粒细胞周转率(GTR)：$(60\sim160)\times10^7$/(kg·d)。

2)单核细胞总数的测定

标记单核细胞半衰期：4.5～10.0 h。

全血单核细胞池(TBMP)：$(3.9\sim12.7)\times10^7$/kg。

循环单核细胞池(CMP)：$(1.0\sim2.7)\times10^7$/kg。

边缘单核细胞池(MMP):$(2.4\sim11.7)\times10^7$/kg。

单核细胞周转率(MTR):$(7.2\sim33.6)\times10^7$/kg。

(3)临床评价:在慢性白血病、真性红细胞增多症和骨髓纤维化时,TBGP及GTR显著增加。粒细胞半衰期明显延长。急性粒细胞白血病时有轻微延长,而再生障碍性贫血时各指数测定值均偏低。

5. 流式细胞仪检测DNA合成及含量

流式细胞仪(FCM)是对单细胞快速定量分析和分选的新技术。当被测细胞被制成单细胞悬液,经特异性荧光染料染色后加入样品管中,在气体压力推动下,流经100 μm的孔道时,细胞排成单列,逐个匀速通过激光束,被荧光染料染色的细胞受到强烈的激光照射后发出荧光,同时产生散射光。荧光被转化为电子信息,在多道脉冲高度分析仪的荧光屏上,以一维组方图或二维点阵图及数据表或三维图形显示,计算机快速而准确地将所测数据计算出来,结合多参数分析,从而实现了细胞的定量分析。

6. DNA合成的检测

(1)原理:与氚-胸腺嘧啶标记法的原理一样,用5-溴脱氧尿嘧啶(5-BrdU)掺入S期细胞的DNA;然后用抗5-BrdU抗原的特异性抗体,通过免疫荧光技术,用FCM准确测定DNA合成速率。

(2)结果:快速提供有关细胞周期各时相分布的动态参数,间接了解DNA的合成情况。

(3)临床评价:可直接用于白血病患者体内细胞增殖的动态研究,据此按化疗药物对细胞动力学的干扰理论设计最佳治疗方案,静止期肿瘤细胞对化疗不敏感而增殖期(SG_2M)敏感,可将G_0期细胞分化诱导进入SG_2M期,再予以细胞杀伤药物,以达到最佳杀伤瘤细胞的效果。

7. DNA含量的检测

(1)原理:碘化丙啶(PI)荧光染料可嵌入到双链DNA和RNA

的碱基对中与之结合，用PI染DNA后能在指定波长的光波激发下产生红色荧光，利用FCM可将细胞按不同的荧光强度即DNA含量分类并绘出DNA直方图，细胞在增殖周期的不同阶段，其DNA含量不同，从DNA直方图中可以得出细胞周期不同阶段的细胞百分数。

（2）结果：细胞DNA含量。细胞中DNA含量多少用DNA指数（DI）来表示。

根据DI值来判断细胞DNA倍体的方法是：以正常同源组织细胞作为样品2C DNA含量细胞的内参标准。DNA倍体的判断标准为DI=0.1±2CV。二倍体的标准为DI=1.0±2CV（直方图上仅1个$G_{0/1}$峰）。非整倍体（aneuplid，AN）的标准为DI值<0.91，>1.10。DI计算公式：样品G_0/G_1期DNA量平均数÷标准二倍体DNA量平均数。细胞周期各时相细胞比率包括$G_{0/1}$期、S期和G_2M期，计算各时相细胞的百分比，其中S期细胞百分比也叫SPF。SPF（%）=［S（$G_{0/1}$+S+G_2M）］×100%，细胞增殖指数（PI）（%）=［（S+G_2M）÷（$G_{0/1}$+S+G_2M）］×100%。

（3）临床评价：DNA非整倍体细胞是肿瘤的特异性标志，从FCM的DNA图形分析，可得知血细胞和骨髓细胞DNA的相对含量，从而了解白血病细胞的倍体水平及增殖活动。以纵坐标表示细胞数，横坐标表示DNA相对含量，可绘出DNA不同含量血细胞分布曲线，得到$G_{0/1}$期、S期和G_2+M期细胞的百分比，尤其对白血病患者血细胞动力学的了解更为重要，急性白血病患者在未经治疗时其骨髓细胞（大多数为白血病细胞）S%（S期细胞DNA的百分含量）明显低于正常骨髓。用流式细胞仪对白血病化疗后监测药效是目前较为灵敏的方法，对比化疗后的细胞内DNA含量变化，可迅速得出是否敏感的结论，从而指导临床对初治或复发白血病患者选用和及时更换化疗方案。白血病患者外周血白血病细胞多处于G_0或G_1期。S期细胞百分率（S%）高者对常用周期特异性药物较为敏感,容易复发,S% 低者对化疗不敏感,但一旦缓解,不易复发。报据增殖期细胞对周期特异药物比静止期细胞为敏感,应用 G-CSF 来复苏 G_0期白血病细胞,有利于提高化疗效果。

(四)粒细胞抗体检测

1. 荧光免疫法检测

(1)原理:受检血清中的抗体和粒细胞结合后,加标记荧光物质的羊抗人 IgG 血清,可使粒细胞膜显示荧光,然后在荧光显微镜下观察阳性比率和荧光强度。

(2)结果:阳性反应表示受检血清中存在粒细胞抗体。

(3)临床评价:本法敏感性较好,特异性强,临床上常作为确诊免疫性粒细胞减少症的方法。

2. 化学发光法检测

(1)原理:用化学发光技术测定单个核细胞与抗体被覆的粒细胞相互作用产生的代谢反应,间接测定抗粒细胞抗体。

(2)结果:用发光仪测定增强的化学发光反应,用发光指数表示结果。

(3)临床评价:本法比间接荧光免疫法更灵敏,可用于确诊免疫性粒细胞减少症。

3. 流式细胞技术检测

(1)原理:采用正常人"O"型抗凝血分离出单核细胞和粒细胞,经 1% 多聚甲醛固定,二者再等量混合制成细胞悬液。加受检血清孵育,再加结合异硫氰酸荧光素(FITC)和抗人 F(ab)2 IgG,采用流式细胞仪进行分析来检测同种反应性粒细胞抗体。

(2)结果:荧光强度与粒细胞抗体量呈线性关系,根据荧光强度的大小即可得出粒细胞抗体的量。

(3)临床评价:本法不但可对粒细胞抗体做半定量测定,还可以对抗体类型进行分析,以确定是否存在免疫复合物。

(五)白细胞免疫标记检测

1. 荧光显微镜计数检测

(1)原理:将抗体标记上荧光素制成的荧光抗体,在一定条件下与细胞表面的分化抗原簇相互作用,洗去游离的荧光抗体后,结合于细胞表面的荧光素在一定波长激发光照射下,发出一定波长的荧光,借此用荧光显微镜就可检测到与荧光抗体特异结合的表面标志。以鼠抗羊 IgG 作阴性对照,标本中有明显荧光现象就证明有相应的抗原存在,借此对标本中的抗原做整理和定位。根据标记物和反应程序的不同分为直接荧光法,即将荧光素标记在特异性抗体上,直接与相应抗原起反应。间接荧光法,即荧光素标记抗体,待基质标本中的抗原与相应抗体(一抗)反应,再用荧光标记抗体(二抗)结合第一抗体,呈现荧光现象。另外还有双标记法,即用两种荧光素分别标记不同抗体。对同一基质标本进行染色,可使两种抗原分别显示不同颜色的荧光。主要用于同时观察细胞表面两种抗原的分布与消长关系。常用异硫氰酸荧光素和藻红蛋白做双重标记染色,前者发黄绿色荧光,后者发红色荧光。

(2)结果:观察标本的特异性荧光强度一般用+表示。-表示无荧光;±为极弱的可疑荧光;+为荧光较弱但清楚可见;2+为荧光明亮;3+ ~4+为荧光闪亮。

(3)计算公式:阳性细胞率=荧光阳性细胞/(荧光阳性细胞+荧光阴性细胞)×100%。

2. 流式细胞仪计数检测

(1)原理:流式细胞仪可看作荧光显微镜的延伸,是将标本细胞用荧光标记制备成悬液,使荧光标记的细胞一个个地通过仪器的毛细管,分别辨认细胞形态大小和荧光特征,称为荧光活化细胞分选法(FACS)。与荧光显微镜相比,流式细胞仪优势是短期可分析数万个细胞,还可用计算机记录处理,对各个细胞进行快速多参数定量分析。多色荧光分析还可识别一个细胞上同时存在的数种荧光颜色。

(2)结果:流式细胞术的数据显示以直方图形式表示。

1)单参数直方图:它是一维数据用得最多的图形,可用来进行定性分析和定量分析。在图中横坐标表示荧光信号或散射光强度的相对值,其单位用"道数"表示,"道"即多道脉冲分析器中的道,亦可看成相对荧光(或散射光)的单位。横坐标可以是线性的,也可以是对数的。直方图的纵坐标通常代表细胞出现的频率或相对细胞数。

2)二维点阵图:为了显示单个独立数与细胞定量的关系时,可采用二维点阵图的显示方式,例如在此图上,点阵图横坐标是 CD8 淋巴细胞的相对含量,纵坐标是 CD4 细胞的相对含量。图上每一点代表 1 个细胞。每个点与纵轴的距离即表示该点的相对值 CD4 值。可以由点阵图得到两个直方图,但两个直方图无法反演成一个二维点阵图,这说明一个点阵图所携带的信息量大于两个直方图所携带的信息量。此外,用流式细胞仪检测时,为分析一群较纯的细胞的表面标志,也可用门技术把其他细胞排除于被分析的细胞外。

3. 碱性磷酸酶-抗碱性磷酸酶桥联酶标法检测

(1)原理:碱性磷酸酶-抗碱性磷酸酶(APAAP)桥联酶标法,是用碱性磷酸酶作为标记物标记已知抗体或抗抗体,进行抗体抗原反应。先用鼠单抗制备一种碱性磷酸酶-抗碱性磷酸酶(APAAP)单克隆抗体复合物,然后按照细胞抗原成分与第 1 抗体(鼠抗人单抗)、第 2 抗体(兔抗鼠抗体)、APAAP 单克隆抗体复合物依次结合后,通过碱性磷酸酶水解外来底物显色,达到抗原定位。

(2)结果:高倍镜下计数 200 个有核细胞,其中细胞膜上或细胞浆内有红色标记物着染的细胞为阳性,无红色标记物着染的细胞为阴性,计算出各片阳性细胞百分率,该百分率即分别代表各单抗所针对抗原的阳性百分率。阳性细胞≥20%为阳性结果。

4. 生物素-亲和素酶标法检测

(1)原理:生物素-亲和素酶(ABC)标法是依据亲和素和生物素间有很强的亲和力,生物素可以和抗体相结合,且结合后仍保持与亲和素连接的强大能力,辣根过氧化物酶标记在亲和素与生物素复合物上形成亲和素-生物素-过氧化物酶复合物即ABC。细胞抗原成分与特异性抗体称第1抗体结合后,与已标记上生物素的第2抗体起反应,再与ABC结合。ABC上辣根过氧化物酶作用于显色剂,使其产生有色沉淀,指示抗原存在部位。

(2)结果同APAAP法。

(3)临床评价:抗人白细胞分化抗原CD系列单克隆抗体与流式细胞仪和多色荧光染料的联合应用,成为研究造血细胞免疫表型、分化发育、激活增生、生物学功能和恶变关系以及造血细胞分离纯化强有力的手段,大大促进了血液学和免疫学的发展。

1)对造血干、祖细胞的研究或$CD34^+$造血干细胞(HSC)/祖细胞(HPC)分析与鉴定:由于$CD34^+$HCS/HPC具有自我更新、多向分化以及重建长期造血的细胞生物学性质与功能,分离纯化造血干/祖细胞具有重要的理论与应用价值,也是研究造血增殖、分化、调控机制、干/祖细胞体外扩增、干细胞库的建立、造血干细胞移植净化以及基因治疗等的条件与手段。目前,CD34已成为能识别人类最早造血干/祖细胞的重要标志。人类$CD34^+$细胞分别占骨髓、脐血和外周血有核细胞的1%~4%、0.5%~1.5%和0.05%~0.1%。用阴性选择(用各种抗成熟血细胞单抗去除成熟细胞)和阳性选择(CD34单抗选择出$CD34^+$细胞),开展了分离造血干细胞、祖细胞的研究,还可用流式细胞仪或免疫磁珠吸附分离法对$CD34^+$细胞进行亚群的分选和分析。

2)T细胞亚群检测:用CD4和CD8单抗可将外周淋巴器官和血液中的T细胞分为$CD4^+$、$CD8^-$(Th)和$CD4^-$、$CD8^+$(Ts)两个主要亚群，临床上常用测定全T（CD3）、Th（CD4、CD8）以及计算Th/Ts（CD4/CD8）比值作为机体免疫状态、某些疾病诊断、病期分析、监测治疗和判断预后的参数。可用T_4/T_8之比作为排斥检测的指标；比值增高，提示有排斥反应。

3）急性白血病分型诊断：白血病是白细胞在分化到某个阶段受阻滞后呈克隆性异常增殖的结果，它的发病是多阶段的，不同病因引起的白血病其发病机制不同，白血病细胞具有与其对应的正常细胞相同的分化抗原，利用白细胞分化不同阶段出现的细胞表面标记可以对白血病进行免疫分型。使用单克隆抗体和FCM检测已成为对血细胞免疫分型的一种有效方法，既客观，重复性又好，该法结合形态学、细胞化学，可大大提高对血细胞的识别能力，对白血病分型诊断的准确性从60%～70%提高到97%。

4）恶性淋巴瘤分类在诊断中的应用。淋巴瘤的正确分类有助于提高诊断治疗效果和预后的客观判断。免疫表型与组织学、细胞学的密切结合，使淋巴瘤的分类与诊断更为合理，更能反映其生物学特性。①通过淋巴细胞表面抗原进行连续性评价，可弄清淋巴细胞分化过程各阶段抗原表达情况，一个单一表型淋巴细胞群体的检出，表明某一淋巴细胞亚群的单克隆性增生，这是恶性淋巴瘤的特征。②利用McAb和细胞免疫标记技术不仅可确定淋巴瘤细胞来源（B细胞、T细胞、组织细胞或树突状细胞），而且可对细胞在组织中的分布情况进行精确视察。如B细胞淋巴细胞中单一细胞群体的标志，是具有某一种类型的轻链或重链和（或）某一特定B细胞分化抗原的表达。

5）微量残留白血病诊断。经过检测白血病细胞特异的异常抗原表达来研究微量残留病（MRD），观察有特异标志的细胞所占的比率大小。还有某些特殊标志如TdT正常只表达于T细胞上，存在于胸腺和骨髓有限的细胞中，大部分白血病细胞表达TdT，因此，如在外周血或脑脊液中发现TdT阳性细胞，可立即确定其为恶性细胞。应用多种标志组合的方式，包括 CD34、CD56、TdT、淋巴细胞抗原，结合其抗原密度，也可敏感地检测大部分 AML 的 MRD。FCM 结合双标记技术或多参数多色荧光 FACS，是可定量快速而敏感地鉴定 MRD 的方法，也可根据白血病时白血病细胞在外周增殖、分裂，用 FCM 检测分裂期 SM 峰来研究 MRD。

6）在血小板研究中的应用。血小板膜糖蛋白（glycoprotein，GP）是血小板参与止血与血栓形成等多种病理生理反应的基础。用抗 GP 的单抗作为分子探针对血小板进行免疫荧光标记检测，对临床上诊断先天性、获得性血小板 GP 异常所致疾病诊断、治疗、预防，尤其是对血栓性疾病的诊断、预防有重要的理论与实践意义。如 CD62P（P 选择素）、CD63 是活化血小板最为特异、灵敏的分子标记物。血小板无力症患者 CD41、CD61 明显缺乏。巨大血小板综合征有 CD42b、CD42a 的缺乏。

7）骨髓移植及免疫重建的鉴定：可通过标记的 CD34 单抗来检测外周血中的干细胞并对其定量，对移植前骨髓细胞免疫表型分析，可清楚地了解骨髓处理情况，如 T 细胞剔除、化学净化和用免疫磁珠对特殊细胞进行剔除的结果，并能确定为患者进行移植的类型。还可研究各种细胞因子在移植前的变化与并发症产生的因果关系。并可检测活化淋巴细胞来诊断移植排斥反应，若发现 $CD8^{+}HLA\text{-}DR^{+}$细胞增加或 $CD16^{+}HLA\text{-}DR^{+}$细胞增加，表示可能产生排斥现象。

二、白细胞计数

（一）目视计数法

1.原理

用稀醋酸溶液将血液稀释后，红细胞被溶解破坏，白细胞却保留完整的形态，混匀后充入计数池，在显微镜下计数一定体积中的白细胞，经换算得出每升血液中的白细胞数。

2. 试剂

2%冰醋酸：冰醋酸 2 mL，蒸馏水 98 mL；10 g/L 亚甲蓝溶液 3 滴。2%冰醋酸稀释液为低渗溶液，可溶解红细胞，醋酸可加速其溶解，并能固定核蛋白，使白细胞核显现，便于辨认。21%盐酸：浓盐酸 1 mL 加蒸馏水 99 mL。

3. 器材

器材与红细胞计数相同。

4. 方法

取小试管 1 支，加白细胞稀释液 0.38 mL。用血红蛋白吸管准确吸取末梢血 20 μL。擦去管尖外部余血，将吸管插入盛 0.38 mL 稀释液的试管底部，轻轻吹出血液，并吸取上清液洗涮 3 次，注意每次不能冲混稀释液，最后用手振摇试管混匀。充液，将计数池和盖玻片擦净，盖玻片盖在计数池上，再用微量吸管迅速吸取混匀悬液充入计数池中，静置 2 ~ 3 min 后镜检。用低倍镜计数四角的 4 个大方格内的白细胞总数。对于压线的白细胞，应采取数上不数下、数左不数右的原则，保证计数区域的计数结果的一致性和准确性。

5. 计算

白细胞数/L = 4 个大方格内白细胞总数/4×10×20×10^6 = 4 个大方格内白细胞数×50×10^5。式中：/4 得每个大格内白细胞数；×10 由 0.1 μL 换算为 1 μL；×20 乘稀释倍数，得 1 μL 血液中白细胞数；×10^6 由 1 μL 换算为 1 L。

6. 正常参考值

成人：(4 ~ 10)×10^9/L(4 000 ~ 10 000/μL)。新生儿：(15 ~ 20)×10^9/L(15 000 ~ 20 000/μL)。6 个月至 2 岁(11 ~ 12)×10^9/L(11 000 ~ 12 000/μL)。

(二)目视计数的质量控制

稀释液和取血量必须准确。向计数池充液前应先轻轻摇动血样2 min再充池，但不可产生气泡，否则应重新充池。白细胞太低者（白细胞<5×10^9/L），可计数9个大方格中的白细胞数或计数8个大方格内的白细胞，然后在上面的计算公式中除以9（或除以8）。或取血40 μL，将所得结果除以2。白细胞太高者，可增加稀释倍数或适当缩小计数范围，计算方法则视实际稀释倍数和计数范围而定。计数池中的细胞分布要均匀。判定白细胞在计数池的分布是否均匀，可以采用常规考核标准（RCS）来衡量。

$RCS=(max-min)/x\times100\%$；$max$ 为4个大方格计数值中的最高值；min 为其中的最低值，x 为4个大方格计数值中的平均值［即$=x(x_1+x_2x_3+x_4)/4$］，由于计数的白细胞总数不同，对 RCS 的要求也不一样。

当 RCS 大于上述标准时，说明白细胞在计数池中明显大小不均，应重新充池计数。

当有核红细胞增多时，应校正后再计数，校正方法如下：核准值$=100A/(100+B)$。A 为校准前白细胞值，B 为白细胞分类计数时100个白细胞所能见到的有核红细胞数，当 $B\geqslant10$ 时，白细胞计数结果必须校正。

质量考核与质量要求：根据变异百分数（V）法可以对检验人员进行质量（准确度）考核。$V=|X-T|/T\times100\%$：T为靶值，X为测定值。质量得分$=100-2V$。V 值越大，说明试验结果的准确度越低，质量评级优90～100分，良80～89分，中70～79分，差60～69分，不及格<60分。根据两差比值（r）法（见红细胞计数的质量控制）可以对个人技术进行（精密度）考核，若 $r\geqslant2$ 说明两次检查结果的差异显著。

白细胞分类计数法：先用低倍镜观察全片的染色质量和细胞分布情况，注意血片的边缘和尾部是否有巨大异常细胞和微丝蚴等，然后选择血涂片体尾交界处染色良好的区域，用油镜自血膜的体尾交界处向头部方向迂回检查，线路呈“弓”字形，但不要检查血膜的边缘(大细胞偏多,没有代表性),将所见白细胞分别记录,共计数 100 或者 200 个白细胞,最后求出各种细胞所占的比值。

正常参考值($\times10^9$/L):中性杆状核粒细胞 0.01 ~0.05;中性分叶核粒细胞 10.50 ~0.70;嗜酸性粒细胞 0.005 ~0.050;嗜碱性粒细胞 0 ~0.01;淋巴细胞 0.20 ~0.40;单核细胞 0.03 ~0.08。

(三)白细胞分类计数的质量控制

1.白细胞

白细胞总数超过 20×10^9/L,应分类计数 200 个白细胞,白细胞数明显减少时($<3\times10^9$/L)可检查多张血片。

白细胞分类计数的可信限:在白细胞分类中,中性粒细胞和淋巴细胞所占的比例较大,它们呈正态分布。白细胞分类的可信限可采用分类值±2 s 的方式。

$$SD=[Q(1-Q)/n]^{1/2}=Q(1-Q)/n$$

Q 为白细胞分类百分比(%);n 为分类所计数的细胞数(一般为 100)。

例:中性粒细胞分类结果为 70%,如果计数 100 个白细胞,代入上式得 $S=0.045$,95% 的可信限为 70% ±4.5%,如果计数 200 个白细胞,那么 $SD=0.032$,则 95% 可信限为 70% ±3.2%。

以上说明,计数的白细胞越多,精密度越高。

白细胞分类计数的质量评价如下。

(1)PD 可靠性试验:将同一张血片做两次分类计数,种种白细胞计数的百分数(或小数)之差总数即为 PD 值。根据陈士竹等对 2 080 个标本的调查 PD 24% 为及格,质量得分=100-182PD(182 为失分系数,即 40÷22% =182)。

(2)准确性试验:由中心实验室将同一血液标本制成多张血片并固定,一部分由中心实验室有经验的技师分类计数 20 次,求其均值作为靶值,另一部分发至考评者或考评单位,随常规标本一起检查,并将考核者的分类结果与靶值进行比较,计算出被考核者分类计数结果与靶值之差总和。质量评级方法同PD可靠性试验。质量要求:PD可靠性和准确性试验均应在60分(C级)以上。白细胞计数和白细胞分类计数的临床意义:通常白细胞总数高于$10\times10^9/L$称白细胞增多,低于$4\times10^9/L$称白细胞减少。由于外周血中白细胞的组成主要是中性粒细胞和淋巴细胞,并以中性粒细胞为主。故在大多数情况下,白细胞增多或减少与中性粒细胞的增多或减少有着密切关系。

2. 中性粒细胞

(1)中性粒细胞增多

1)生理性中性粒细胞增多:在生理情况下,下午较早晨为高。饱餐、情绪激动、剧烈运动、高温或严寒等均能使中性粒细胞暂时性升高。新生儿、月经期、妊娠5个月以上以及分娩时白细胞均可增高。生理性增多都是一过性的,通常不伴有白细胞质量的变化。

2)病理性中性粒细胞增多:大致上可归为反应性增多和异常增生性增多两大类。反应性增多是机体对各种病因刺激的应激反应,是因为骨髓贮存池中的粒细胞释放或边缘池粒细胞进入血液循环所致。因此,反应性增多的粒细胞大多为成熟的分叶核粒细胞或较成熟的杆状核粒细胞。反应性增多可见于急性感染或炎症,是引起中性粒细胞增多最常见的原因。尤其是化脓性球菌引起的局部或全身性感染。此外,某些杆菌、病毒、真菌、立克次体、螺旋体、梅毒、寄生虫等都可使白细胞总数和中性粒细胞增高。白细胞增高程度与病原体种类、感染部位、感染程度以及机体的反应性等因素有关。如局限性的轻度感染,白细胞总数可在正常范围或稍高于正常,仅可见中性粒细胞百分数增高,并伴有核左移,严重的全身性感染如发生菌血症、败血症或脓毒症时,白细胞可明显增高,甚至可达$(20\sim30)\times10^9/L$,中性粒细胞百分数也明显增高,并伴有明显核左移和中毒性改变。

3)广泛组织损伤或坏死:严重外伤、手术、大面积烧伤以及血管栓塞(如心肌梗死、肺梗死)所致局部缺血性坏死等使组织严重损伤者,白细胞显著增高,以中性分叶核粒细胞增多为主。急性溶血:因红细胞大量破坏引起组织缺氧以及红细胞的分解产物刺激骨髓贮存池中的粒细胞释放,致使白细胞增高,以中性分叶核粒细胞升高为主。

4)急性失血:急性大出血时,白细胞总数常在 1 ~2 h 内迅速增高,可达(10 ~20)$\times 10^9$/L,其中主要是中性分叶核粒细胞。内出血者如消化道大量出血、脾破裂或输卵管妊娠破裂等,白细胞增高常较外部出血显著。同时伴有血小板增高。这可能是大出血引起缺氧和机体的应激反应,动员骨髓贮存池中的白细胞释放所致。但此时患者的红细胞数和血红蛋白量仍暂时保持正常范围,待组织液吸收回血液或经过输液补充循环血容量后,才出现红细胞和血红蛋白降低。因此,白细胞增高可作为早期诊断内出血的参考指标。

5)急性中毒:如化学药物中毒、生物毒素中毒、尿毒症、糖尿病酸中毒、内分泌疾病危象等常见白细胞增高,均以中性分叶核粒细胞增高为主。

6)恶性肿瘤:非造血系统恶性肿瘤有时可出现持续性白细胞增高,以中性分叶核粒细胞增多为主。这可能是肿瘤组织坏死的分解产物刺激骨髓中的粒细胞释放造成的,某些肿瘤如肝癌、胃癌等肿瘤细胞还可产生促粒细胞生成因子,当恶性肿瘤发生骨髓转移时可破坏骨髓对粒细胞释放的调控作用。

7)异常增生性中性粒细胞增多:是因造血组织中原始或幼稚细胞大量增生并释放至外周血中所致,是一种病理性的粒细胞,多见于粒细胞性白血病。急性髓细胞性白血病(AML)的亚型中,急性粒细胞性白血病(M_1、M_2型)、急性早幼粒细胞性白血病(M_3型)、急性粒-单核细胞性白血病(M_4型)和急性红白血病(M_6型)均可有病理性原始粒细胞在骨髓中大量增生,而外周血中白细胞数一般增至(10～50)×10^9/L,超过100×10^9/L者较少,其余病例白细胞数在正常范围或低于正常,甚至显著减少。慢性粒细胞性白血病中,多数病例的白细胞总数显著增高,甚至可达(100～600)×10^9/L,早期无症状病例约在50×10^9/L,各发育阶段的粒细胞都可见到。粒细胞占白细胞总数的90%以上,以中幼和晚幼粒细胞增多为主,原粒及早幼粒细胞不超过10%。

8)骨髓增生性疾病:包括真性红细胞增多症、原发性血小板增多症和骨髓纤维化。慢性髓系白血病也可包括在此类疾病的范围中。本组疾病是由多种干细胞的病变引起,具有潜在演变为急性白血病的趋势。其特点是除了一种细胞成分明显增多外,还伴有一种或两种其他细胞的增生,白细胞总数常在(10～30)×10^9/L。

(2)中性粒细胞减少:白细胞总数低于4×10^9/L,称为白细胞减少。当中性粒细胞绝对值低于1.5×10^9/L,称为粒细胞减少症;低于0.5×10^9/L时称为粒细胞缺乏症。

引起中性粒细胞减少的病因很多,大致可归纳为以下几个方面。①感染性疾病:病毒感染是引起粒细胞减少的常见原因,如流感、麻疹、病毒性肝炎、水痘、风疹、巨细胞病毒等。某些细菌性感染如伤寒杆菌感染也是引起粒细胞减少的常见原因,甚至可以发生粒细胞缺乏症。②血液系统疾病:如再生障碍性贫血、粒细胞减少症、粒细胞缺乏症、部分急性白血病、恶性贫血、严重缺铁性贫血等。③物理化学因素损伤:如放射线、放射性核素、某些化学物品及化学药物等均可引起粒细胞减少,常见的引起粒细胞减少的化学药物有退热镇痛药、抗生素(如氯霉素)、磺胺类药、抗肿瘤药、抗甲状腺药、抗糖尿病药等,必须慎用。④单核巨噬细胞系统功能亢进:如脾功能亢进、某些恶性肿瘤、类脂质沉积病等。⑤其他:系统性红斑狼疮、某些自身免疫性疾病、过敏性休克等。

3. 嗜酸性粒细胞

(1)嗜酸性粒细胞增多见于:①变态反应性疾病,如支气管哮喘、药物过敏反应、荨麻疹、血管神经性水肿、血清病、异体蛋白过敏等疾病时，嗜酸性数细胞轻度或中度增高。②寄生虫病：如血吸虫、中华分支睾吸虫、肺吸虫、丝虫、包虫、钩虫等感染时，嗜酸性粒细胞增高，有时甚至可达 $0.10\times10^9/L$ 或更多。呈现嗜酸性粒细胞型类白血病反应。③皮肤病：如湿疹、剥脱性皮炎、天疱疮、银屑病等疾病嗜酸性粒细胞可轻度或中度增高。④血液病：如慢性粒细胞白血病、多发性骨髓瘤、恶性淋巴瘤。真性红细胞增多症等疾病嗜酸性粒细胞可明显增多。嗜酸性粒细胞白血病时，嗜酸性粒细胞极度增多，但此病在临床上少见。⑤其他：风湿性疾病、脑垂体前叶功能减退症、肾上腺皮质功能减退、某些恶性肿瘤、某些传染性疾病的恢复期等嗜酸性粒细胞增多。

（2）嗜酸性粒细胞减少见于长期应用肾上腺皮质激素或肾上腺皮质激素分泌增加，某些急性传染病（如伤寒）的急性期，但传染病的恢复期嗜酸性粒细胞应重新出现。如嗜酸性粒细胞持续下降，甚至完全消失，则表明病情严重。

4. 嗜碱性粒细胞

嗜碱性粒细胞增多见于慢性髓系白血病、骨髓纤维化症、慢性溶血及脾切除后。嗜碱性粒细胞白血病则为极罕见的白血病类型。

5. 淋巴细胞

（1）淋巴细胞增多：生理性增多见于新生儿初生期在外周血中出现大量中性粒细胞，到第 6～9 天中性粒细胞逐步下降至与淋巴细胞大致相等，以后淋巴细胞又渐增加。整个婴儿期淋巴细胞较高，可达 70%。2～3 岁后，淋巴细胞渐下降，中性粒细胞渐上升，至 4～5 岁两者相等，形成变化曲线上的两次交叉，至青春期，中性粒细胞与成人相同。

病理性淋巴细胞增多见于感染性疾病，主要为病毒感染，如麻疹、风疹、水痘、流行性腮腺炎、传染性单核细胞增多症、传染性淋巴细胞增多症、病毒性肝炎、流行性出血热等。也可见于百日咳鲍特菌、结核杆菌、布鲁氏杆菌、梅毒螺旋体等的感染。

相对增高：再生障碍性贫血、粒细胞减少症和粒细胞缺乏时因中性粒细胞减少，故淋巴细胞比例相对增高，但淋巴细胞的绝对值并不增高。其他，如淋巴细胞性白血病、淋巴瘤、急性传染病的恢复期、组织移植后的排斥反应或移植物抗宿主病。

(2)淋巴细胞减少：主要见于应用肾上腺皮质激素、激化剂、抗淋巴细胞球蛋白以及接触放射线、免疫缺陷性疾病、丙种球蛋白缺乏症等。

(3)非典型淋巴细胞：在外周血中有时可见到一种形态变异的不典型的淋巴细胞，称为非典型淋巴细胞。Downey 根据细胞形态特点将其分为 3 型。①Ⅰ型(泡沫型)：胞体较淋巴细胞稍大，呈圆形或椭圆形，部分为不规则形。核偏位，呈圆形、肾形或不规则形，核染质呈粗网状或小块状，无核仁。胞质丰富，呈深蓝色，含有大小不等的空泡，胞质呈泡沫状，无颗粒或有少数颗粒。通常此型最为多见。②Ⅱ型(不规则型)：胞体较Ⅰ型大，细胞外形常不规则，似单核细胞，故也称为单核细胞型。胞质丰富，呈淡蓝色或淡蓝灰色，可有少量嗜天青颗粒，一般无空泡。核形与Ⅰ型相似，但核染质较Ⅰ型细致，亦呈网状，核仁不明显。③幼稚型：胞体大，直径 15～18 μm，呈圆形或椭圆形。胞质量多，呈蓝色或深蓝色，一般无颗粒，有时有少许小空泡。核圆或椭圆形，核染质呈纤细网状，可见 1～2 个核仁。除上述 3 型外，有时还可见到少数呈浆细胞样或组织细胞样的非典型淋巴细胞。外周血中的非典型淋巴细胞大多数具有 T 细胞的特点(占 83%～96%)。

故认为非典型淋巴细胞主要是由 T 细胞受抗原刺激转化面来，少数为 B 细胞。这种细胞在正常人外周血中偶可见到，一般不超过 2%。非典型淋巴细胞增多可见于病毒感染性疾病、某些细菌性感染性疾病、螺旋体病、立克次体病、原虫感染(如疟疾)、药物过敏、输血、血液透析或体外循环术后、免疫性疾病、粒细胞缺乏症、放射治疗等。

（4）单核细胞：正常儿童单核细胞较成人稍高，平均为 $0.09\times10^9/L$。2 周内婴儿可达 $0.15\times10^9/L$ 或更多，均为生理性增多。病理性增多见于某些感染，如疟疾、黑热病、结核病、亚急性细菌感染性心内膜炎等。血液病，如单核细胞白血病、粒细胞缺乏症恢复期；恶性组织细胞病、淋巴瘤、骨髓增生异常综合征等。急性传染病或急性感染的恢复期。

三、嗜酸性粒细胞直接计数

嗜酸性粒细胞虽然可以从白细胞总数和分类计数中间接求出，但直接计数较为准确，故临床上多采用直接计数法。

（一）原理

用适当稀释液将血液稀释一定倍数，同时破坏红细胞和部分其他白细胞，保留嗜酸性粒细胞，并将其颗粒着色，然后充入计数池中，计数一定体积内嗜酸性粒细胞数，即可求得每升血液中嗜酸性粒细胞数。

（二）试剂

嗜酸性粒细胞稀释液有多种，现介绍常用的两种。①乙醇-伊红稀释液 20 g/L：伊红 10.1 mL，碳酸钾 1.0 g，90% 乙醇 30.0 mL，甘油 10.0 mL，枸橼酸钠 0.5 g，蒸馏水加至 100.0 mL。本稀释液中乙醇为嗜酸性粒细胞保护剂，甘油可防止乙醇挥发，碳酸钾可促进红细胞和中性粒细胞破坏，并增加嗜酸性粒细胞着色，枸橼酸钠可防止血液凝固，伊红为染液，可将嗜酸性颗粒染成红色。本试剂对红细胞和其他白细胞的溶解作用较强，即使有少数未被溶解的白细胞也被稀释成灰白色半透明状，视野清晰，与嗜酸性粒细胞有明显区别。嗜酸性粒细胞颗粒呈鲜明橙色，在此稀释液内 2 h 不被破坏。该试剂可保存半年以上，缺点是含 10% 甘油，液体比较黏稠,细胞不易混匀,因此计数前必须充分摇荡。②伊红丙酮稀释液 20 g/L:伊红 5 mL,丙酮 5 mL,蒸馏水加至 100 mL。本稀释液中伊红为酸性染料,丙酮为嗜酸性粒细胞保护剂。该稀释液新鲜配制效果好,每周配1次。

(三)操作

取小试管1支,加稀释液 0.36 mL,取血 40 μL,轻轻吹入上述试管底部,摇匀,放置 15 min,然后再摇匀。取少量混悬液滴入 2 个计数池内,静置5 min,待嗜酸性粒细胞完全下沉后计数。低倍镜下计数 2 个计数池中所有的 18 个大方格中的嗜酸性粒细胞数,用下式求得每升血液中的嗜酸性粒细胞数。

嗜酸性粒细胞数/L=[18 个大方格中嗜酸性粒细胞数/18]×10×10×10^6=18 个大方格中嗜酸性粒细胞数×5.6×10^6,×10 表示血液稀释 10 倍,×10 表示计数板深0.1 min,换算成1 mm×10^6由每微升换算成每升。

(四)注意事项

凡造成白细胞计数误差的因素在嗜酸性粒细胞计数时均应注意,如用伊红丙酮稀释液,标本应立即计数(<30 min),否则嗜酸性粒细胞渐被破坏,使结果偏低。血细胞稀释液在混匀过程中,不宜过分振摇,以免嗜酸性粒细胞破碎。若用甘油丙酮之类稀释液,黏稠度较大,不易混匀,需适当延长混匀时间。注意区别残留的中性粒细胞。若嗜酸性粒细胞破坏,可适当增加乙醇、丙酮剂量。住院患者嗜酸性粒细胞计数,应固定时间,以免受日间生理变化的影响。

(五)正常参考值

国外报道为(0.04~0.4)×10^9/L,国内天津地区调查健康或人嗜酸性粒细胞数为(0~0.68)×10^9/L,平均为0.219×10^9/L。

(六)临床意义

1. 生理变化

一天之内嗜酸性粒细胞波动较大,上午 10 点到中午最低,午夜至凌晨4 点最高。在劳动、寒冷、饥饿、精神等因素刺激下,由于交感神经兴奋,促肾上腺皮质激素分泌增多,可阻止骨髓内嗜酸性粒细胞释放,并使其向组织浸润,从而使外周血中嗜酸性粒细胞减少。

2. 其他应用

(1)观察急性传染病的预后:肾上腺皮质激素有促进机体抗感染的能力。急性传染病时,肾上腺皮质激素分泌增加,嗜酸性粒细胞减少,恢复期嗜酸性粒细胞又逐渐增加。若嗜酸性粒细胞持续下降,甚至完全消失,说明病情严重;反之,嗜酸性粒细胞重新出现,则为恢复期的表现。如果临床症状严重,而嗜酸性粒细胞不减少,说明肾上腺皮质功能衰竭。

(2)观察手术和烧伤患者的预后:手术后 4 h 嗜酸性粒细胞显著减少,甚至消失;24 ~48 h 后逐渐增多,增多速度与病情的变化基本一致。大面积烧伤患者,数小时后嗜酸性粒细胞下降至零,且持续时间较长。若手术或大面积烧伤后,患者嗜酸性粒细胞不下降或持续下降,说明预后不良。

四、白细胞检验的临床应用

(一)慢性髓细胞性白血病

慢性髓细胞性白血病(CML),简称慢粒,是起源于造血干细胞的克隆性增殖性疾患,以粒系增生为主。本病在亚洲发病率最高,占成人白血病总数的 40%,占慢性白血病的 95% 以上,国内统计资料表明,慢粒仅次于急粒和急淋,占第 3 位,以 20 ~50 岁多见。本病的自然临床过程是慢性期进展为加速期,最后发展成急变期,一旦急变,往往在 3 ~5 个月内死亡。慢性期起病缓慢,初期症状不明显,逐渐出现乏力、盗汗、消瘦及低热。最突出的体征是脾大,可有中等度肿大,胸骨压痛也较常见,随病程进展出现贫血并逐渐加重。发病1～4年内有70%患者转变为加速期及急变期,总的病程平均为3.5年,常规治疗不能延长生命。本病在细胞遗传学上有恒定的、特征性的Ph染色体及其分子标志*bcr/abl*融合基因。

1.检验

(1)血象:红细胞和血红蛋白早期正常,少数甚至稍增高,随病情发展渐呈轻、中度降低,急变期呈重度降低。贫血呈正细胞正色素性,分型中见有核红细胞、多染性红细胞和点彩红细胞。白细胞数显著升高,初期一般为50×10^9/L,多数在$(100\sim300)\times10^9$/L,最高可达$1\,000\times10^9$/L。可见各阶段粒细胞,其中以中性中幼粒及晚幼粒细胞增多尤为突出,分别可占15%～40%及20%～40%,杆状核及分叶核也增多,原始粒细胞(Ⅰ型+Ⅱ型)低于10%,嗜碱性粒细胞可高达10%～20%,是慢粒特征之一。嗜酸性粒细胞和单核细胞也可增多。随病情进展,原始粒细胞可增多,加速期可>10%,急变期可>20%。血小板增多见于1/3～1/2的初诊病例,有时可高达$1\,000\times10^9$/L,加速期及急变期血小板可进行性减少。

(2)骨髓象:有核细胞增生极度活跃,粒红比例明显增高可达(10～50)∶1。粒细胞分类类同于周围血象,这是慢粒慢性期的特点。显著增生的粒细胞中,以中性中幼粒、晚幼粒和杆状核粒细胞居多。原粒细胞和早幼粒细胞易见,原粒细胞<10%。嗜碱和嗜酸性粒细胞增多,有时可见到与葡萄糖脑苷细胞和海蓝细胞相似的吞噬细胞。幼红细胞早期增生,晚期受抑制,巨核细胞增多,骨髓可发生轻度纤维化。加速期及急变期时,原始细胞逐渐增多。慢粒是多能干细胞水平上突变的克隆性疾病,故可向各系列急性变,以原粒细胞增多者为急粒变,占50%～60%,以原始淋巴细胞(原淋+幼淋)增多者为急淋变,约占30%。急变期红系、巨核系均受抑制。慢粒的粒细胞有形态异常,细胞大小不一,核质发育不平

衡，有些细胞核染色质疏松，胞质内有空泡或呈细胞破裂现象，偶见 Auer 小体，疾病晚期可见到 Pelger-Huet 异常，分裂细胞增加，可见异常分裂细胞。

2. 慢性粒细胞白血病的临床分期及诊断标准

慢性期：具下列 4 项者诊断成立。①贫血或膜大；②外周血白细胞≥30×10^{9}/L；③粒系核左移；④原始细胞（Ⅰ型+Ⅱ型）<10%。嗜酸粒细胞和嗜碱粒细胞增多。

可有少量有核红细胞。骨髓象：增生明显活跃至极度活跃，以粒系增生为主，中、晚幼粒和杆状粒细胞增多，原始细胞（Ⅰ型+Ⅱ型）≤10%；中性粒细胞碱性磷酸酶积分极度降低或消失；Ph 染色体阳性及分子标志 *BCR/ABL* 融合基因；CFU-GM 培养示集落或集簇较正常明显增加。

加速期：具下列之二者，可考虑为本期；不明原因的发热、贫血、出血加重和（或）骨骼疼痛脾进行性肿瘤药物引起的血小板进行性降低或增高。原始细胞（Ⅰ型+Ⅱ型）在血中和（或）骨髓中>10%，外周血嗜碱粒细胞>20%；骨髓中有显著的胶原纤维增生出现；Ph 以外的其他染色体异常对传统的抗慢粒药物治疗无效；CFU-GM 增殖和分化缺陷，集簇增多，集簇和集落的比值增高。

急变期：具下列之一者可诊断为本期。原始细胞（Ⅰ型+Ⅱ型）或原淋+幼淋，或原单+幼单在外周血或骨髓中≥20%；外周血中原始粒细胞+早幼粒细胞≥30%；骨髓中原始粒细胞+早幼粒细胞≥50%；有髓外原始细胞浸润。此期临床症状、体征比加速期更恶化，CPU-GM 培养呈小簇生长或不生长。

3. 细胞化学染色

NAP 阳性率及积分明显降低，甚至为 0 分。慢粒合并感染、妊娠及急变期，NAP 积分可升高。治疗获得完全缓解时，若 NAP 活力恢复正常，预示预后较好。

4.免疫学检验

慢粒急变后标记表达较复杂。慢粒髓细胞变多表现CD33、CD13、CD15、CD14及HLA-R阳性,淋巴细胞变往往有CD3、CD7、CD2、CD5、CD10、CD19、CD20、CD22、SIg及HLA-DR阳性;巨核细胞变可现CD41a、CD41b及PPO阳性。

5.血液生化

血清维生素B_{12}浓度及其结合力显著增高是本病特点之一,血及尿液中尿酸含量增高,血清乳酸脱氢酶、溶菌酶和血清钾亦增高。

6.诊断

CML诊断不困难,凡有不明原因的持续的细胞数增高、有典型的血象和骨髓象变化、NAP阴性、脾大、骨髓细胞Rh阳性或检测到*BCR-ABL*基因,诊断即可确定。确诊后应予以准确的分期。慢粒的骨髓常发生轻度纤维化,应与骨髓纤维化相鉴别。

(二)恶性组织细胞病

恶性组织细胞病,简称恶组,是异常组织细胞增生所致的恶性疾病,本病任何年龄均可以发病,15~40岁占多数(68.4%),男女之比约3∶1。本病的病因和发病机制尚不清楚。恶性组织在病理上表现有异常组织细胞浸润,常累及多个脏器,包括非造血组织。故除常见的肝、脾、淋巴结、骨髓等处侵及以外,其他许多器官和组织如肺、胸膜、心、消化道、胰、胆囊、肾、皮肤、乳房、神经系统及内分泌腺等也可受累。异常的组织细胞呈斑片状浸润,有时也可成肉芽肿样或结节状改变,一般不形成肿块,很少见纤维组织增生。有吞噬血细胞现象。无原发灶与转移灶之分,这与实体瘤有所区别。病灶的多形性、异形性及吞噬性是恶组病理组织学的共同特点。临床起病急骤,以高热、贫血、肝大、脾大、淋巴结肿大、全血细胞减少、出血、黄疸和进行性衰竭为主要特征。其中又以发热最为突出,常为首发和最常见(97.2%)症状。患者多在半年内死亡。

有些患者可因某一部位的病变比较突出，而产生相应的表现，如皮下结节、乳房肿块、胸腔积液、胃肠道梗阻、骨质破坏等。由于临床表现的多样性，因此本病极易造成误诊和漏诊。

1. 检验

（1）血象：大多有全血细胞减少，早期即有贫血，多为中度，后呈进行性加重。网织红细胞计数正常或轻度增高；白细胞计数在疾病早期高低不一，疾病中、晚期减少；血小板多数减少。晚期随着疾病的进展，全血细胞减少更加严重。白细胞分类中少数可有中、晚幼粒细胞，部分病例（17.71%）在片尾可找到异常组织细胞和不典型单核细胞。浓缩白细胞涂片，可提高异常组织细胞的检出率。中性粒细胞碱性磷酸酶阳性率和积分明显低于正常或阴性。当大量异常组织细胞在外周血中出现，白细胞数可高至（10～100）$\times 10^9$/L 以上，则称为白血病性恶性组织细胞病。

（2）骨髓象：骨髓多数增生活跃，仍可见各系正常造血细胞。增生低下，病例多已达晚期。常可发现多少不一的异常组织细胞，这是本病的最重要的特征。这类细胞呈分散或成堆分布，由于病变分布不均，多次、多部位骨髓穿刺可提高阳性检出率。根据恶性组织细胞的形态学特征，可归纳为以下 5 个类型。

1）异形组织细胞：细胞大小不等，一般体积较大，直径可达 20～30 μm，形态畸异。核圆形、椭圆形或不规则形，有时有分支状，偶有双核者。染色质呈细致网状。核仁显隐不一，有的较大。胞质较丰富，着色深蓝或浅蓝，深蓝者常无颗粒，浅蓝者可有数目不等的小颗粒，并可出现空泡。该类细胞无吞噬细胞现象。此型细胞对诊断有价值。

2）多核巨组织细胞：这类细胞与异常组织细胞基本相似，其特点是体积巨大，胞核更多。胞体直径 50～95 μm，外形极不规则，通常含核 3～6 个，彼此贴近或呈分叶状。核仁显隐不一。胞质浅蓝，无颗粒或有少数颗粒，此型细胞较少见，对诊断有重要意义。

3)淋巴样组织细胞:如淋巴细胞大小、外形和淋巴细胞或内皮细胞相似。细胞呈圆形、椭圆形、不规则圆形或狭长弯曲如拖尾状。胞核常偏于一侧,染色质较细致,偶见核仁,胞质浅蓝色,有时可含细小颗粒。

4)单核样组织细胞:形似单核细胞,但核染色质较粗,胞质浅蓝色,有时含细小颗粒。

5)吞噬性组织细胞:体积可以很大,单核或双核,椭圆形偏位,染色质疏松,核仁大而清楚,胞质中含有被吞噬的成熟红细胞或其碎片、幼红细胞、血小板及中性粒细胞等,一个吞噬性细胞最多可吞噬20余个红细胞。

以上所列5种形态学类型组织细胞,以异形组织细胞和(或)多核巨组织细胞对恶组有诊断意义。吞噬性组织细胞因在其他疾病中也可出现,因此缺乏特异性诊断价值。

2.细胞化学染色

中性粒细胞碱性磷酸酶积分显著降低,苏丹黑B和β-葡萄糖醛酸酯酶呈阴性反应,恶性组织细胞酸性磷酸酶、非特异性酯酶呈弥漫性中到强阳性。以醋酸α萘酚为基质的特异性酯酶染色,单核细胞和异常组织细胞都为阳性,如改用AS-D萘酚作为基质,单核细胞可被氟化钠所抑制,而恶性组织细胞非特异性酯酶染色仍为阳性。恶性组织细胞胞质溶菌酶阳性,粒细胞碱性磷酸酶阳性率及积分均明显低于正常值,有助于感染性疾病引起的反应性组织细胞增多的鉴别。

(三)类白血病反应

类白血病反应是指机体对某些刺激因素所产生的类似白血病表现的血象反应。类白血病反应简称类白反应。其特点是血象类似白血病表现但非白血病,白细胞数显著增高或有一定数量的原始和幼稚细胞出现。绝大多数病例有明显的致病原因,以感染和恶性肿瘤多见,其次是某些药物的毒性作用或中毒。在原发疾病好转或解除后，类白反应也迅速自然恢复。本病预后良好。根据外周血白细胞总数的多少可将类白反应分为白细胞增多性和白细胞不增多性两型，临床以增多性类白反应多见。若按病情的缓急可分为急性和慢性两型。

第四节　血小板检验

一、血小板计数

（一）血小板计数常规方法

1. 原理

血小板（PLT）计数是测定全血中的血小板数量，与血液红（白）细胞计数相同。普通显微镜直接计数法是根据使用稀释液的不同，血小板计数方法可分为破坏红细胞稀释法和不破坏红细胞稀释法。相差显微镜直接计数法是利用光线通过物体时产生的相位差转化为光强差，从而增强被检物体立体感，有助于识别血小板。

2. 器材和试剂

（1）1%草酸铵稀释液：分别用少量蒸馏水溶解草酸铵 1.0 g 和 EDTA-Na_2 0.012 g，合并后加蒸馏水至 100 mL，混匀，过滤后备用。

（2）器材：显微镜、改良 Neubauer 计数板和盖玻片、微量吸管等。

3. 操作

（1）取清洁小试管 1 支，加入血小板稀释液 0.38 mL。

（2）准确吸取毛细血管血 20 μL。擦去管外余血，置于血小板稀释液内，吸取上清液洗 3 次，立即充分混匀。待完全溶血后再次混匀 1 min。

(3)取上述均匀的血小板悬液 1 滴，充入计数池内，静置 10 ~ 15 min，使血小板下沉。

(4)用高倍镜计数中央大方格内四角和中央共 5 个中方格内血小板数。

(5)计算：血小板数/L=5 个中方格内血小板数$\times 10^9$/L。

4. 方法学评价

(1)干扰因素：普通光学显微镜直接计数血小板的技术要点是从形态上区分血小板和小红细胞、真菌孢子及其他杂质。用相差显微镜计数经草酸铵稀释液稀释后的血小板，易于识别，还可照相后核对计数结果，因而国内外将本法作为血小板计数的参考方法。

(2)质量保证：质量保证原则是避免血小板被激活、破坏，避免杂物污染。①检测前：采血是否顺利(采血时血流不畅可导致血小板破坏，使血小板计数假性降低)，选用的抗凝剂是否合适(肝素不能用于血小板计数标本抗凝，EDTA 钾盐抗凝血标本取血后 1 h 内结果不稳定，1 h 后趋向平稳)，储存时间是否适当(血小板标本应于室温保存，低温可激活血小板，储存时间过久可导致血小板计数偏低)。②检测中：定期检查稀释液质量。计数前先做稀释液空白计数，以确认稀释液是否存在细菌污染或其他杂质。③检测后：核准结果的常用方法是用同一份标本制备血涂片染色镜检观察血小板数量，用参考方法核对，同一份标本 2 次计数，误差小于 10%，取 2 次均值报告，误差大于 10% 需做第 3 次计数，取 2 次相近结果的均值报告。

(二)血小板计数参考方法

1. 血液标本

(1)用合乎要求的塑料注射器或真空采血系统采集健康人的静脉血标本。

(2)使用 EDTA-K 抗凝剂，浓度为每升血中含 3.7 ~ 5.4 μmol

（每毫升血中含 1.5～2.2 mg）。

（3）盛有标本的试管应有足够的剩余空间以便于血标本的混匀操作。标本中不能有肉眼可见的溶血或小凝块。

（4）标本置于 18～22 ℃室温条件下，取血后 4 h 之内完成检测。

（5）为了保证 RBC 和 PLT 分布的均一性，在预稀释和加标记抗体前动作轻柔地将采血管反复颠倒，充分混匀标本。

2. 试剂和器材

（1）器材：为避免血小板黏附于储存容器或稀释器皿上，在标本检测的整个过程中必须使用聚丙烯或聚苯乙烯容器，不得使用玻璃容器和器皿。

（2）稀释液：用磷酸盐缓冲液（PBS）作为稀释液，浓度为 0.01 mol/L，pH 7.2～7.4，含 0.1% 的牛血清清蛋白（BSA）。

（3）染色液：使用异硫氰酸荧光素标记的 CD41 和 CD61 抗体，这两种抗体可以与血小板膜糖蛋白Ⅱa/Ⅲb 复合物结合，用于检测血小板。实验室应确认该批号抗体是否能得到足够的染上荧光的血小板，抗体应能得到足够高的血小板的荧光信号以便通过 log FL1（528 nm 处的荧光强度）对 log FS（前向散射光）的图形分析，将血小板以噪声、碎片从 RBC 中分辨出来。

3. 仪器性能

（1）使用流式细胞仪，通过前向散射光和荧光强度来检测 PLT 和 RBC。仪器在检测异硫氰酸荧光素标本的直径为 2 μm 的球形颗粒时必须有足够的敏感度。

（2）用半自动、单通道、电阻抗原理的细胞计数仪检测 RBC，仪器小孔管的直径为 80～100 μm，小孔的长度为直径的 70%～100%，计数过程中吸入稀释标本体积的准确度在 1% 以内（溯源至国家或国际计量标准）。

4. 检测方法

(1)用加样器加 5 μL 充分混匀(至少轻柔颠倒标本管 8 次)的血标本于 100 μL 已过滤的 PBS-BSA 稀释液中。

(2)加 5 μL CD41 抗体和 5 μL CD61 抗体染液,在室温 18 ~ 22 ℃、避光条件下放置 15 min。

(3)加 4.85 mL PBS-BSA 稀释液制备呈 1 ∶ 1 000 的稀释标本,轻轻颠倒混匀以保证 PLT 和 RBC 充分混匀。

(4)用流式细胞仪检测时,应至少检测 5 000 个信号,其中 PLT 应多于 1 000,流式细胞仪的设定必须保证每秒计数少于 3 000 个信号。如果同时收集到 RBC 散射光的信号和血小板的荧光信号应被视为 RBC-PLT 重叠,计数结果将被分别计入 RBC 和 PLT。直方图或散点图均可被采用,但推荐使用散点图。检测过程中推荐使用正向置换移液器。

(5)血小板计数值的确定:使用流式细胞仪确定 RBC/PLT 的比值。R=RBC/PLT,用 RBC 数除以 R 值得到 PLT 计数值。

(三)参考值

$(100 \sim 300) \times 10^9/L$。

(四)临床意义

血小板数量随时间和生理状态的不同而变化,午后略高于早晨,春季较冬季低,平原居民较高原居民低。月经前降低,月经后增高。妊娠中晚期增高,分娩后降低。运动、饱餐后增高,休息后恢复。静脉血血小板计数比毛细血管高 10%。

血小板降低是引起出血常见的原因。当血小板在 $(20 \sim 50) \times 10^9/L$ 时,可有轻度出血或手术后出血;低于 $20 \times 10^9/L$,可有较严重的出血;低于 $5 \times 10^9/L$ 时,可导致严重出血。血小板计数超过 $400 \times 10^9/L$ 为血小板增多。

二、血小板平均容积和血小板分布宽度测定

（一）血小板平均容积

血小板平均容积（mean platelet volume，MPV）代表单个血小板的平均容积。

1. 参考值

7～11fL。

2. 临床意义

MPV 增高：造血功能抑制排除后，MPV 增加是造血功能恢复的首要表现，血小板破坏增加但骨髓代偿功能良好者。

MPV 降低：MPV 降低见于骨髓造血功能不良，血小板生成减少者，MPV 随血小板数同时持续下降，可提示骨髓造血功能衰竭。

（二）血小板分布宽度

血小板分布宽度（PDW）反映血液内血小板容积变异的参数，以测得的血小板体积大小的变异系数表示。

1. 参考值

15%～17%。

2. 临床意义

PDW 在正常范围内表明血小板体积均一性高，PDW 增高表明血小板体积大小相差悬殊。

三、血小板黏附试验

血小板黏附（PAdT）是指血小板能够在血小板膜糖蛋白 Ib、血浆血管性血友病因子（vWF）、内皮成分的作用下黏附于伤口、血管、异物表面的生理功能。

（一）参考值

转动法 58%～75%，玻珠法 20%～60%。

（二）临床意义

血小板黏附是血小板膜糖蛋白（GPIb/Ⅴ～Ⅸ）通过 vWF 与血管内皮下胶原黏附的过程。PAdT 是检测血小板体外黏附功能的方法，不能反映体内血小板的黏附功能，故其临床应用价值有限。

1. PAdT 增高

PAdT 增高见于血栓前状态和血栓病，如心肌梗死、心绞痛、脑血管病变、糖尿病、深静脉血栓形成、妊娠高血压疾病、肾小球肾炎、动脉粥样硬化、肺梗死、口服避孕药等。

2. PAdT 降低

PAdT 降低见于血管性血友病（vWD）、巨血小板综合征（BSS）、血小板无力症、尿毒症、肝硬化、异常蛋白血症、骨髓增生异常综合征（myelodysplastic syndrome，MDS）、急性白血病、服用抗血小板药、低（无）纤维蛋白原血症等。

四、血小板聚集试验

比浊法：在富含血小板血浆（PRP）中加入血小板诱聚剂（ADP、肾上腺素、凝血酶、胶原、花生四烯酸、瑞斯托霉素等），血小板由于发生聚集反应使其血浆的浊度降低，透光度增加。将此光浊度的信号转换成电信号记录于图纸上，形成血小板聚集曲线。根据血小板聚集曲线中的透光度变化可了解血小板聚集的程度和速度。

（一）参考值

50%～79%。

（二）临床意义

增高见于手术后、糖尿病、静脉注射葡萄糖后、多发性硬化症、静脉血栓形成、急性心肌梗死、高 β 脂蛋白血症及吸烟后等。

降低见于血小板无力症（ADP、肾上腺素、胶原、凝血酶及花生四烯酸等诱导聚集消失)、轻型血小板病(5-HT、肾上腺素及低浓度ADP诱导聚集降低)、贮存池病(ADP及肾上腺素诱导聚集的第一波正常、第二波减弱;胶原诱导聚集消失;花生四烯酸诱导聚集正常)、胶原无效性血小板病(胶原诱导聚集消失)、巨大血小板综合征(瑞斯托霉素诱导聚集消失,其他诱导聚集正常)、VWD(瑞斯托霉素诱导聚集降低)、其他继发性血小板功能障碍性疾病(如尿毒症、ITP、原发性血小板增多症、真性红细胞增多症)、使用某些抗血小板药物后(如阿司匹林、潘生丁、保泰松、消炎痛、右旋糖酐等)、放射性损伤(肾上腺素及胶原诱导聚集消失,ADP诱导聚集减弱)。

五、血块收缩试验

血块收缩试验(CRT)是在富含血小板血浆中加入 Ca^{2+} 和凝血酶。使血浆凝固形成凝块,血小板收缩蛋白使血小板伸出伪足,伪足前端连接到纤维蛋白束上。当伪足向心性收缩,使纤维蛋白网眼缩小,测定析出血清的体积可反映血小板血块收缩的能力。CRT与血小板数量与质量、凝血因子、纤维蛋白原和因子X浓度以及血小板数量有关,但主要反映了血小板的质量。

(一)方法学评价

1. 定性法

静脉血静置于37 ℃水浴箱中,在不同时间内分别观察血块收缩情况。本法为简单的定性方法,可在临床上粗略判断血小板的功能。有条件的单位,最好采用血块收缩试验,结果较准确。

2. 定量法

(1)全血定量法:将静脉血注入有刻度的离心管,待血凝固后去除血块,再将离心管血清离心后,读取血清量,计算血块收缩率。

(2)血浆定量法:先制备血小板血浆,然后加入氯化钙或凝血酶,使血浆凝固,去除血浆凝块,读取血清体积,再计算血块收缩率。由于有更准确的血小板功能实验，CRT 现已少用。

（二）参考值

血块收缩率 =［血清（mL）/全血（mL）×（100% − Hct%）］× 100%，其参考值为 65.8% ±11.0%。

（三）临床意义

1. 降低（小于 40%）

降低见于原发免疫性血小板减少症（ITP）、血小板增多症、血小板无力症、红细胞增多症、低（无）纤维蛋白原血症、多发性骨髓瘤（MM）、原发性巨球蛋白血症等。

2. 增高

增高见于遗传性和获得性因子 X 缺陷症等。

六、血小板比容

（一）参考值

自动血细胞分析仪法：男性 0.108% ~ 0.272%；女性 0.114% ~ 0.282%。

（二）临床意义

1. 血小板比容

血小板比容（PCT）与血小板平均体积（MPV）呈一定比例关系，即 PCT 与血小板数量呈正比例关系，与 MPV 呈非线性反比关系。

2. 增大

见于原发性血小板增多症、骨髓纤维化、慢性髓细胞性白血病、脾切除、急性大出血或急性溶血等。

3. 减小

见于再生障碍性贫血、急性放射病、急性白血病、血小板减少症、脾功能亢进、弥散性血管内凝血等。

七、血小板凝血酶敏感蛋白测定

血小板凝血酶敏感蛋白(TSP)存在于血小板颗粒中,但非血小板所特有,可促进血小板和红细胞的聚集。临床意义:增高见于血栓前状态与血栓性疾病,如急性心肌梗死、不稳定型心绞痛、糖尿病伴微血管病变、高脂血症、高血压、脑血管病、深静脉血栓形成、DIC、肾病综合征、肺栓塞等。TSP 不如 β-TG 和 PT_4 的特异性好。

八、血小板相关抗体检测

免疫性血小板减少症患者 80% 以上 PAIgG 增高明显,如同时测定 PAIgM、PAIgA,则阳性率更高。经皮质激素治疗有效者 PAIgG 下降,复发时增高,可用于观察病情及疗效的估计。

1. 血小板相关抗体增高

血小板相关抗体(PAIg)增高见于 ITP、同种免疫性血小板减少症(多次输血、输血后紫癜)、药物免疫性血小板减少症、恶性淋巴瘤、慢性活动性肝炎、系统性红斑狼疮、慢性淋巴细胞白血病、多发性骨髓瘤、Evan 综合征、良性单株丙球蛋白血症等。90% 以上 ITP 患者的 PAIgG 增高,若同时测定 PAIgM、PAIgA,则阳性率可高达 100%。然而对 ITP 而言,PAIg 的灵敏度较高,但特异性不强。

2. 观察病情

经治疗后,ITP 患者的 PAIg 水平下降;复发后,则有升高。

九、血小板第 3 因子有效性测定

血小板第 3 因子(PF3)有效性降低见于先天性血小板病、血小板无力症、尿毒症、肝脏病、异常蛋白血症、骨髓增生异常综合征、纤维蛋白溶解、免疫性血小板减少症、系统性红斑狼疮以及某些药物的影响。

临床意义：降低见于先天性血小板因子缺乏症、血小板无力症、肝硬化、尿毒症、骨髓增生异常综合征、DIC、血小板减少症及某些药物的影响；增高见于进食饱和脂肪酸、动脉粥样硬化、Ⅱ型高脂血症、急性心肌梗死、糖尿病伴微血管病变。

十、血小板寿命测定

血小板寿命测定可用来判断有无血小板破坏、消耗过多等情况，另外一些血栓性疾病也可以出现血小板寿命缩短。

临床意义：血小板破坏增多，如特发性血小板减少症、脾功能亢进、系统性红斑狼疮等；血小板消耗过多，如 DIC、血栓性血小板减少性紫癜、尿毒症等；血栓前状态与血栓性疾病，如心肌梗死、不稳定型心绞痛、糖尿病伴血管病变、高脂血症、恶性肿瘤、深静脉血栓形成、肺栓塞等。

十一、血浆 β-血小板蛋白测定和血浆血小板第 4 因子测定

血浆 β-血小板蛋白（β-TG）是血小板特异的球蛋白；血浆血小板第 4 因子是血小板 α 颗粒合成的特异蛋白，前者反映体内血小板激活情况，后者中和肝素的抗凝活性促进血栓形成。

临床意义：增高见于血栓前状态和血栓性疾病有高凝倾向的早期，如急性心肌梗死、脑血栓形成、糖尿病伴微血管病变、DIC、肾病综合征、尿毒症等。

第五节　血液其他检验

一、中性粒细胞碱性磷酸酶积分

（一）测定方法

磷酸萘酞在中性粒细胞碱性磷酸酶（neutrophil alkaphatase score，

NAP)作用下,与固蓝形成蓝色偶氮色素沉淀,显微镜计数。NAP 活性以阳性颗粒密度表示,分为 0 ~ V 型,各记 0 ~ 5 点,计数 100 个中性粒细胞,点数总和为积分值,同时计算 NAP 阳性细胞百分数。

(二)标本准备

末梢血涂片。

(三)参考范围

1. 阳性细胞百分数

男性 60.5% ~99%,女性 68% ~99%。

2. 阳性细胞积分值

男性 170 ~ 335,女性 188 ~ 367。女性积分值较男性约高 10%,月经期增高,小儿及 70 岁以上高龄无性别差异;新生儿最高,20 岁左右急剧降低,70 岁左右大体不变,之后再次降低;妊娠 6 个月后明显升高直至分娩。临床意义 NAP 用于以下几种。①末梢血幼稚细胞的鉴别:慢性粒细胞白血病降低,类白血病反应升高。②红细胞增多症的鉴别:真性红细胞增多症升高,其他原因红细胞增多在正常范围。③泛发性血细胞减少的鉴别:阵发性睡眠性血红蛋白尿多降低,骨髓增生异常综合征有时降低,再生障碍性贫血升高,恶性贫血、缺铁性贫血可轻度升高,铁粒幼细胞贫血降低,其他原因贫血多正常。④感染性疾病的鉴别:细菌性感染多增高,病毒性感染多降低。

增高见于以下几种。①骨髓增生性疾病:真性红细胞增多症(多数)、骨髓纤维化(11% ~70%)、急性粒细胞白血病。②淋巴增殖性疾病:淋巴细胞白血病、恶性淋巴瘤。③贫血:再生障碍性贫血(大部分)、恶性贫血、缺铁性贫血(一部分轻度增高)。④药物影响:口服避孕药、皮质类固醇。⑤其他:细菌性感染的类白血病反应、反应性粒细胞增多症、唐氏综合征(Down 综合征、21-三体综合征或先天性愚型)的大部分。

降低见于以下几种。①骨髓增生性疾病:慢性粒细胞白血病慢性期的大部分、骨髓纤维化(5% ~10%)、急性粒细胞白血病的一部分(M型)。②贫血:阵发性睡眠性血红蛋白尿多为低值与溶血度有关;骨髓增生异常综合征的一部分,提示粒细胞有增生异常;范科尼贫血(骨髓发育不全、先天性再生不良性贫血、隐性遗传)的一部分、缺铁性贫血的大部分、巨幼红细胞贫血一部分、铁粒幼细胞贫血。③其他:低碱性磷酸酶血症、病毒性感染(如传染性单核细胞增多症)、放射性损伤。

二、血液寄生虫

(一)疟原虫

1. 测定方法

疟原虫涂片 Giemsa 或 Wright 染色,显微镜检查。

2. 标本准备

新鲜末梢血或乙二胺四乙酸盐抗凝血,或紫帽真空管静脉采血,在化疗前,从疾病发作到发作后 5 ~6 h 采血最好,此时期原虫发育旺盛,制作薄涂片和厚涂片各 3 张。

3. 报告方式

查到疟原虫(周期、数量)或未查到疟原虫。

4. 临床意义

用于疟原虫感染的诊断和不明原因热性疾病的评价。一次阴性结果不能排除血液原虫感染,对可疑病例应在不同发热周期最少检查 3 次或以上,以提高检出率。

间日疟初发数天不规则发热,随后转为典型发作,寒战—发热—大汗,持续 4 ~8 h、周期 45 h,在第 3 天发作。三日疟发病早期即呈典型发作,持续 6 ~10 h,周期 72 h,在第 4 天发作,国内已少见。卵型疟发作与间日疟相似,多较轻,周期 48 h,主要见于赤道非洲。恶性疟症状多样,发热多不规则,持续 20 ~36 h,发作周期 48 h,间期较短。脾大、贫血明显。

(二)微丝蚴

1. 检查方法

盐水涂片或浓集法显微镜检查。

2. 标本准备

盐水涂片床边取末梢血:浓集法用静脉血,红细胞沉降率抗凝管或黑帽真空管取静脉血。怀疑丝虫感染应在中午和夜半多次采血检验(班氏及马来丝虫微丝蚴于夜晚22时至次日2时,罗氏丝虫微丝蚴于上午10时至下午4时,血液中数量增多)。

3. 报告方式

查到或未查到。

4. 临床意义

阳性见于丝虫感染,一次阴性结果不能排除丝虫感染。对疫区、来自疫区或曾去疫区旅游者,怀疑丝虫感染时应多次重复检验。此外盘尾丝虫属和双板线虫属病原体感染,蚴虫不进入循环,可用皮肤或皮下活组织检验以明确诊断。

第二章 尿液检验

第一节 尿液标本采集处理

一、标本容器准备

1. 容器材料

标本容器应由透明、不渗漏、不与尿液发生反应的惰性环保材料制成。

2. 容器规格

直径大于 4 cm，容量大于 50 mL，底部宽。

3. 容器的清洁度

容器应清洁、干燥、无污染。

4. 容器的种类

除了一般的容器外，还应备有各种多用途尿液采样器，如无菌容器。

5. 其他

容器应有标记患者姓名或粘贴患者信息条形码的空间，应一次性使用。

二、尿液标本的种类

根据临床检验目的，尿液标本主要有晨尿、随机尿、计时尿和特殊尿液标本。

（一）晨尿

清晨起床后，在未进早餐和做其他活动之前采集的第 1 次尿液标本称为晨尿。晨尿的特点为：①浓缩和酸化程度高。②血细胞、上皮细胞及管型等有形成分相对集中且保存较好。③适于尿液形态学和化学成分的分析，也可用于肾脏浓缩能力评价。

（二）随机尿

无须患者做任何准备，随时排出的尿液称为随机尿。随机尿的特点：①不受时间限制，采集方便、标本新鲜、易得。②适于门诊、急诊患者的尿液筛检试验。③易受饮食、运动、用药、情绪和体位等影响，可导致浓度较低或临界浓度的物质和有形成分漏检。④可能出现饮食性糖尿或药物如维生素 C 等药物的干扰。⑤采集的标本仅反映患者某一时段的状况，容易造成临床结果对比的不一致。

（三）计时尿

1. 餐后尿

午餐后 2 h 的尿液标本称为餐后尿。餐后尿的特点：适于尿糖、尿蛋白和尿胆原等检查，有助于肝胆疾病、肾病、糖尿病和溶血性疾病等的诊断。

2. 3 h 尿

采集上午 6:00 ~ 9:00 时段内的尿液，即上午 6:00 排空膀胱并弃去此次的尿液后，留取至 9:00 最后一次排出的全部尿液，适用于尿液有形成分检查，如 1 h 尿排泄率检查。

3.12 h 尿

晚上 8:00 排空膀胱并弃去此次的尿液后，采集至次日上午 8:00最后一次排出的全部尿液，用于 12 h 尿有形成分计数，如 Addis 计数。但其检验结果变化较大，已较少应用。

4.24 h 尿

患者上午 8:00 排空膀胱，弃去此次的尿液后，从此时间开始计时，第 2 次开始采集尿液时，应立即加入防腐剂于尿液中，然后采集至次日上午 8:00 最后一次排的全部尿液，即为 24 h 尿。用于化学成分的定量，如肌酐、儿茶酚胺、17-羟皮质类固醇、17-酮类固醇、总蛋白质、葡萄糖、尿素、电解质及激素等，还常用于尿液结核分枝杆菌检查。

(四)特殊试验尿液标本

1. 尿培养标本(中段尿)

采集尿液标本前先清洗外阴，再用 0.1% 清洁液(如新洁尔灭等)消毒尿道口后，在不间断排尿过程中弃去前、后时段的尿液，用无菌容器只采集中间时段的尿液。

2. 尿三杯试验

嘱患者连续排尿，分别采集前段、中段、末段的尿液，分装于 3 个尿杯中。适用于血尿定位诊断、尿道炎诊断等。

3. 尿液红细胞位相检查标本

患者清洁外阴，保持正常饮食习惯，不要饮大量水，清晨 5:00～6:00 排去第 1 次尿，采集第 2 次晨尿(中段尿)10 mL，倒入一次性刻度锥型离心管中，1 500 r/min 水平离心 10 min，弃上清液，留取 0.25 mL 尿沉渣备用。主要用于血尿性质判断。

4. 导管尿、耻骨上穿刺尿液标本

患者发生尿潴留或排尿困难时，必须采用导尿标本或耻骨上穿刺尿标本。但应先征得患者或家属的同意，由医护人员以无菌术采集尿液标本，此种尿液标本采集法应慎用于 2 岁以下的儿童。

5. 耐受性试验尿液标本

如经前列腺按摩后排尿采集尿液标本，通过观察尿液变化了解耐受性。

6. 浓缩稀释试验尿液标本

患者按平时习惯普通饮食，不再另外饮水。上午8:00排尿弃去，自10:00起至20:00止，每隔2 h采集尿液1次，此后至次日上午8:00合并留1次尿液，共7次尿液，测量并记录每次尿量与比重。

三、尿液标本保存

尿液排出体外后会发生物理和化学变化，其中尿胆原、胆红素等物质见光后易氧化变质；细胞在高渗、低渗的环境中易变形破坏；尿中细菌的繁殖消耗葡萄糖易造成假阴性；非致病菌还原硝酸盐使亚硝酸盐定性假阳性，并分解尿素产生氨，导致pH值升高，还会破坏细胞、管型及其他有形成分。标本长期存放还会使酮体、挥发性酸在尿中含量降低，菌体蛋白还会干扰蛋白质检验。因此标本留取后应立即检查，若不能检查应妥善保存。

（一）4 ℃冷藏或冰冻

1. 4 ℃冷藏

4 ℃冷藏可防止一般细菌生长，维持较恒定的弱酸性及某些成分的生物活性。但有些标本冷藏后，由于磷酸盐与尿酸盐的析出与沉淀，妨碍对有形成分的观察。4 ℃冷藏不超过6 h。

2. 冰冻

冰冻可较好地保存尿中的酶类、激素等，需先将新鲜标本离心除去有形成分，保存上清液。

（二）化学防腐

大多数防腐剂的作用是抑制细菌生长、维持酸性并保持某些成分的生物活性。常用的化学防腐剂有以下几种。

1. 甲醛(福尔马林 400 g/L)

每升尿中加入 5 mL 甲醛,用于尿液管型、细胞防腐。注意甲醛过量时可与尿素产生沉淀物,干扰显微镜检查。

2. 甲苯

甲苯是一种有机溶剂,能在尿液标本表面形成一薄层,阻止标本与空气接触,起到防腐的作用。每升尿中加入 5 mL 甲苯,用于尿糖、尿蛋白等定量检查。

3. 麝香草酚

每升尿中加入小于 1 g 麝香草酚既能抑制细菌生长,又能较好地保存尿中有形成分,可用于化学成分检查及防腐,但过量可使尿蛋白定性实验(加热乙酸法)出现假阳性,还会干扰尿胆色素的检查。

4. 浓盐酸

一些物质在酸性环境中较稳定,加酸降低 pH 值是最好的保存办法。每升尿中加入 10 mL 浓盐酸用于尿 17-酮类固醇、17-羟类固醇、儿茶酚胺等定量测定。

5. 碳酸钠

碳酸钠是卟啉类化合物的特殊保护剂,用量为 10 g/L 尿。将标本储存于棕色瓶中。

四、尿液标本检测后处理

实验后应按照《临床实验室废物处理原则》(WS/T 249—2005)处理残余标本和所用器械,以免污染环境和造成室内感染。如残余标本用 10 g/L 过氧乙酸或 30 ~ 50 g/L 漂白粉液处理后排入下水道;所用实验器材须经 75% 乙醇浸泡或 30 ~ 50 g/L 漂白粉液处理,也可用 10 g/L 次氯酸钠浸泡 2 h,或 5 g/L 过氧乙酸浸泡 30 ~ 60 min,再用清水冲洗干净,干燥后留待下次使用;一次性尿杯或其他耗材可集中焚烧。

五、临床意义

尿液由肾生成，通过输尿管、膀胱及尿道排出体外。肾通过泌尿活动排泄废物，调节体液及酸碱平衡。此外肾脏还兼有内分泌功能，在新陈代谢中发挥着极其重要的作用。

肾单位是肾泌尿活动的基本功能单位。人的两肾约有200多万个肾单位，每个肾单位包括肾小体与肾小管两部分，肾单位与集合管共同完成泌尿功能。尿液在生成过程中，主要经历了肾小球滤过膜过滤作用、肾小管的重吸收和排泌作用。当血液流经肾小球毛细血管时，除了血细胞和大部分血浆蛋白外，其余成分都被滤入肾小囊腔形成原尿，这是一种超滤过程。正常人肾小球滤过率为120 mL/min，滤过的原尿中含有除大分子蛋白质以外的各种血浆成分。正常成年人每天形成原尿约180 L，但正常人每日尿量为1～2 L，这是由于肾小管和集合管具有选择性重吸收和强大的浓缩功能，可减少营养物质丢失、排出代谢终产物。肾小管不同部位对各种物质的重吸收各不相同。有主动吸收和被动吸收两种方式。近曲小管是重吸收的主要部位，其中葡萄糖、氨基酸、乳酸、肌酸等被全部重吸收；HCO_3^-、K^+、Na^+和水被大部分重吸收；硫酸盐、磷酸盐、尿素、尿酸被部分重吸收；肌酐不被重吸收。同时由于髓袢的降支对水的重吸收大于对溶质的重吸收，可使肾小管内液的渗透压逐渐升高，形成渗透梯度进一步促进集合管对水的重吸收。达到尿液的稀释与浓缩。肾小管能分泌H^+、K^+等。同时重吸收Na^+，故称为K^+-Na^+交换，起排K^+保Na^+作用。

尿液中的成分受饮食、机体代谢、人体内环境及肾处理各种物质的能力等因素的影响。尿中含水96%～97%，成人每日排出总固体约60 g，其中有机物（尿素、尿酸、葡萄糖、蛋白、激素和酶等）约35 g，无机物（钠、钾、钙、镁、硫酸盐和磷酸盐等）约25 g。

临床检验中的尿液分析又称为尿液检查，是根据临床需要，通过实验室手段对尿液中的某些成分进行的检查，是临床实验室最常用的检测项目之一。通过尿液检查，可指导临床医生解决以下问题。

(1)泌尿系统疾病的诊断与疗效观察：泌尿系统的炎症、结石、肿瘤、血管病变及肾移植术后发生排异反应时，各种病变产物直接出现在尿中，引起尿液成分变化。因此尿液分析是泌尿系统疾病诊断与疗效观察的首选项目。

(2)其他系统疾病的诊断：尿液来自血液，其成分又与机体代谢有密切关系，故任何系统疾病的病变影响血液成分改变时，均能引起尿液成分的变化。因此通过尿液分析可协助临床诊断，如糖尿病时进行尿糖检查、急性胰腺炎时的尿淀粉酶检查、急性黄疸型病毒性肝炎时做尿液胆色素检查等均有助于上述疾病的诊断。

(3)安全用药的监护：某些药物如庆大霉素、卡那霉素、多黏菌素 B 与磺胺类药物等常可引起肾损害，故用药前及用药过程中须观察尿液变化，确保用药安全。

(4)职业病的辅助诊断：铅、镉、铋、汞等重金属均可引起肾损害，尿中此类重金属排出量增多，并出现有关的异常成分，故尿液检查对劳动保护与职业病的诊断及预防有一定价值。

(5)对人体健康状态的评估：预防普查中对人群进行尿液分析，可筛查有无肾、肝、胆疾病和糖尿病等，达到早期诊断及预防疾病的目的。

六、尿液检查的注意点

为保证尿液检查结果的准确性，必须正确留取标本，在收集和处理标本时应注意以下几点。

(1)收集容器要求清洁、干燥、一次性使用。容器有较大开口便于收集。

(2)避免污染，如阴道分泌物、月经血、粪便等。

(3)无干扰化学物质(如表面活性剂、消毒剂)混入。

(4)有明显标记,如被检者姓名、病历号、收集日期等,必须粘贴在容器上。

(5)能收集足够尿液量,最好超过 50 mL,至少 12 mL,如收集定时尿,容器应足够大,并加盖,必要时加防腐剂。

(6)如需细菌培养应在无菌条件下。用无菌容器收集中段尿液。尿标本收集后应及时送检及检测以免发生细菌繁殖、蛋白质变性、细胞溶解等。尿标本应避免强光照射,以免尿胆原等物质因光照分解或氧化而减少。

(7)尿液中可能含细菌、病毒等感染物,因此必须加入过氧乙酸或漂白粉消毒处理后排入下水道。

(8)所用容器及试管须经 75% 乙醇液浸泡或 30 ~ 50 g/L 漂白粉液处理,也可以用 10 g/L 次氯酸钠液浸泡 2 h 或用 5 g/L 过氧乙酸浸泡 30 ~ 60 min,再用清水冲洗干净。

第二节　尿液理学检验

一、尿量

尿量主要取决于肾小球的滤过率、肾小管重吸收和浓缩与稀释功能。此外,尿量变化还与外界因素如每日饮水量、食物种类、周围环境(气温、湿度)、排汗量、年龄、精神因素、活动量等有关。正常成人 24 h 内排尿为 1 ~ 1.5 L/24 h。

24 h 尿量>2.5 L 为多尿,可由饮水过多引起,特别饮用咖啡、茶、失眠及使用利尿药或静脉输液过多时。病理性多尿常因肾小管重吸收和浓缩功能减退如尿崩症、糖尿病、肾功能不全、慢性肾盂肾炎等。

24 h 尿量<0.4 L 为少尿，可因机体缺水或出汗引起。病理性少尿主要见于脱水、血浓缩、急性肾小球肾炎、各种慢性肾衰竭、肾移植术后急性排异反应、休克、心功能不全、尿路结石、损伤、肿瘤、尿路先天畸形等。

尿量不增多而仅排尿次数增加为尿频。见于膀胱炎、前列腺液、尿道炎、肾盂肾炎、体质性神经衰弱、泌尿生殖系统处于激惹状态、磷酸盐尿症、碳酸盐尿症等。

二、外观

尿液外观包括颜色及透明度。正常人新鲜的尿液呈淡黄色至橘黄色透明，影响尿液颜色的主要物质为尿色素、尿胆原、尿胆素及卟啉等。此外，尿色还受酸碱度、摄入食物或药物的影响。

混浊度可分为清晰、雾状、云雾状混浊、明显混浊几个等级。混浊的程度根据尿中含混悬物质种类及量而定。正常尿混浊的主要原因是因含有结晶和上皮细胞所致。病理性混浊可因尿中含有白细胞、红细胞及细菌所致。放置过久而有轻度混浊可因尿液酸碱度变化，尿内黏蛋白、核蛋白析出所致。淋巴管破裂产生的乳糜尿也可引起混浊。在流行性出血热低血压期，尿中可出现蛋白、红细胞、上皮细胞等混合的凝固物，称“膜状物”。常见的外观改变有以下几种。

1. 血尿

尿内含有一定量的红细胞时称为血尿。由于出血量的不同可呈淡红色云雾状，淡洗肉水样或鲜血样，甚至混有凝血块。每升尿内含血量超过 1 mL 可出现淡红色，称为肉眼血尿。主要见于各种原因所致的泌尿系统出血，如肾结石或泌尿系统结石、肾结核、肾肿瘤及某些菌株所致的泌尿系统感染等。洗肉水样外观常见于急性肾小球肾炎。血尿还可由出血性疾病引起，见于血友病和原发免疫性血小板减少症。镜下血尿指尿液外观变化不明显，而离心沉淀后进行镜检时能看到超过正常数量的红细胞者称镜下血尿。

2. 血红蛋白尿

当发生血管内溶血，血浆中血红蛋白含量增高，超过肝珠蛋白所能结合的量时，未结合的游离血红蛋白便可通过肾小球滤膜而形成血红蛋白尿。在酸性尿中血红蛋白可氧化成为铁血红蛋白而呈棕色，如含量甚多则呈棕黑色酱油样外观。隐血试验呈强阳性反应，但离心沉淀后上清液颜色不变，镜检时不见红细胞或偶见溶解红细胞的碎屑，可与血尿相区别。卟啉尿症患者，尿液呈红葡萄酒色，碱性尿液中如存在酚红、番茄汁、芦荟等物质；酸性尿液中如存在氨基比林、磺胺等药物也可有不同程度的红色。血红蛋白尿见于蚕豆黄、血型不合的输血反应、严重烧伤及阵发性睡眠性血红蛋白尿症等。

3. 胆红素尿

当尿中含有大量的结合胆红素，外观呈深黄色，振荡后泡沫亦呈黄色，若在空气中久置可因胆红素被氧化为胆绿素而使尿液外观呈棕绿色。胆红素见于阻塞性黄疸和肝细胞性黄疸。服用痢特灵、B 族维生素、呋喃唑酮后尿液亦可呈黄色，但胆红素定性阴性。服用大剂量熊胆粉、牛黄类药物时尿液可呈深黄色。

4. 乳糜尿

外观呈不同程度的乳白色，严重者似乳汁。因淋巴循环受阻，从肠道吸收的乳糜液未能经淋巴管引流入血而逆流进入肾，致使肾盂、输尿管处的淋巴管破裂，淋巴液进入尿液中所致。其主要成分为脂肪微粒及卵磷脂、胆固醇、少许纤维蛋白原和白蛋白等。乳糜尿多见于丝虫病，少数可由结核、肿瘤、腹部创伤或手术引起。乳糜尿离心沉淀后外观不变，沉渣中可见少量红细胞和淋巴细胞，丝虫病者偶可于沉渣中查出微丝蚴。乳糜尿需与脓尿或结晶尿等混浊尿相鉴别，后两者经离心后上清转为澄清，而镜检可见多数的白细胞或盐类结晶，结晶尿加热加酸后混浊消失。为确诊乳糜尿还可于尿中加少量乙醚振荡提取,因尿中脂性成分溶于乙醚而使水层混浊程度比原尿减轻。

5. 脓尿

尿液中含有大量白细胞而使外观呈不同程度的黄色混浊或含脓丝状悬浮物。见于泌尿系统感染及前列腺炎、精囊炎,脓尿蛋白定性常为阳性;镜检可见大量脓细胞。还可通过尿三杯试验初步了解炎症部位,协助临床鉴别诊断。

6. 盐类结晶尿

外观呈白色或淡粉红色颗粒状混浊,尤其是在气温寒冷时常很快析出沉淀物。这类混浊尿可通过在试管中加热、加乙酸进行鉴别。尿酸盐加热后混浊消失,磷酸盐、碳酸盐则混浊增加,但加乙酸后两者均变清,碳酸盐尿同时产生气泡。

除肉眼观察颜色与浊度外,还可以通过三杯试验进一步对病理尿的来源进行初步定位。

尿三杯试验是在一次排尿中,人为地把尿液分成 3 段排出,分别盛于 3 个容器内,第 1 杯及第 3 杯每杯约 10 mL;其余大部分排于第 2 杯中。分别观察各杯的颜色、混浊度,并做显微镜检查。多用于男性泌尿生殖系统疾病定位的初步诊断。

尿三杯试验还可鉴别泌尿道出血部位:

(1)全程血尿(3 杯尿液均有血液):血液多来自膀胱颈以上部位。

(2)终末血尿(即第 3 杯有血液):病变多在膀胱三角区、颈部或后尿道(但膀胱肿瘤患者大量出血时,也可见全程血尿)。

(3)初期血尿(即第 1 杯有血液):病变多在尿道或膀胱颈。

三、气味

正常新鲜尿液的气味来自尿内的挥发性酸,尿液久置后,因尿素分解而出现氨臭味。如新排出的尿液即有氨味提示有慢性膀胱炎及慢性尿潴留。糖尿病酮症时，尿液呈苹果样气味。此外还有药物和食物，特别是进食蒜、葱、咖喱等，尿液可出现特殊气味。

四、尿密度

尿密度是指在 4 ℃时尿液与同体积水质量之比。尿密度高低随尿中水分、盐类及有机物含量而异，在病理情况下还受尿蛋白、尿糖及细胞成分等影响。如无水代谢失调，尿密度测定可粗略反映肾小管的浓缩稀释功能。

1. 参考值

晨尿或通常饮食条件下：1.015～1.025。随机尿：1.003～1.035（浮标法）。

2. 临床意义

（1）高密度尿可见于高热、脱水、心功能不全、周围循环衰竭等尿少时；也可见于尿中含葡萄糖和碘造影剂时。

（2）低密度尿可见于慢性肾小球肾炎、肾功能不全、肾盂肾炎、尿崩症、高血压等。慢性肾功能不全者，由于肾单位数目大量减少，尤其伴有远端肾单位浓缩功能障碍时，经常排出尿密度近于1.010（与肾小球滤液密度接近）的尿称为等渗尿。

五、血清（浆）和尿渗量的测定

渗量代表溶液中一种或多种溶质中具有渗透活性微粒的总数量，而与微粒的大小、种类及性质无关。只要溶液的渗量相同，都具有相同的渗透压。测定尿渗量可了解尿内全部溶质的微粒总量，可反映尿内溶质和水的相对排泄速度，以判断肾的浓缩稀释功能。

1. 参考值

血清平均为 290 mmol/（kg・H_2O），范围 280～300 mmol/（kg・H_2O）。成人尿液 24 h 内 40～1 400 mmol/（kg・H_2O），常见

数值 600～1 000 mmol/(kg·H_2O)。尿/血清渗量比值应>3。

2. 临床意义

(1)血清<280 mmol/(kg·H_2O)时为低渗性脱水，>300 mmol/(kg·H_2O)时为高渗性脱水。

(2)禁饮 12 h，尿渗量<800 mmol/(kg·H_2O)表示肾浓缩功能不全。

(3)急性肾小管功能障碍时，尿渗量降低，尿/血清渗量比值≤1。由于尿渗量仅受溶质微粒数量的影响而改变，很少受蛋白质及葡萄糖等大分子影响。

六、自由水清除率测定

自由水清除率是指单位时间内(每小时或每分钟)尿中排出的游离水量。它可通过血清渗量、尿渗量及单位时间尿量求得。

1. 参考值

-100～-25 mL/h 或-0.4～1.7 mL/min。

2. 临床意义

(1)自由水清除率为正值代表尿液被稀释，为负值时代表尿液被浓缩，其负值越小代表肾浓缩功能越佳。

(2)尿/血清渗量比值常因少尿而影响结果。

(3)急性肾功能衰竭早期，自由水清除率趋于零值，而且先于临床症状出现之前 2～3 d，常作为判断急性肾功能衰竭早期诊断指标。在治疗期间，自由水清除率呈现负值，大小还可反映肾功能恢复程度。

(4)可用于观察严重创伤、大手术后低血压、少尿或休克患者髓质功能损害的指标。

(5)肾移植时有助于早期发现急性排异反应，此时可近于零。

(6)用于鉴别非少尿性肾功能不全和肾外性氮质血症，后者往往正常。

第三节　尿液化学检验

一、尿液蛋白质检查

正常人的肾小球滤液中存在小分子量的蛋白质，在通过近曲小管时绝大部分又被重吸收，因此终尿中的蛋白质含量仅为30～130 mg/24 h。随机1次尿中蛋白质为0～80 mg/L。尿蛋白定性试验为阴性反应。当尿液中蛋白质超过正常范围时称为蛋白尿。含量大于0.1 g/L时定性试验可阳性。正常时分子量7万以上的蛋白质不能通过肾小球滤过膜，而分子量1万～3万的低分子蛋白质最大可通过滤过膜，但又为近曲小管重吸收。由肾小管细胞分泌的蛋白如Tamm-Horsfall蛋白（T-H蛋白）、SIgA等以及下尿路分泌的黏液蛋白可进入尿中。尿蛋白质2/3来自血浆蛋白，其中清蛋白约占40%，其余为小分子量的酶如溶菌酶等、肽类、激素等。可按蛋白质的分子量大小分成3组。①高分子量蛋白质：分子量大于9万，含量极微，包括由肾髓袢升支及远曲小管上皮细胞分泌的T-H糖蛋白及分泌型IgG等。②中分子量蛋白质：分子量4万～9万，是以清蛋白为主的血浆蛋白，可占尿蛋白总数的1/2～2/3；③低分子量蛋白质：分子量小于4万，绝大多数已在肾小管重吸收，因此尿中含量极少，如免疫球蛋白Fc片段，游离轻链、α微球蛋白、β_2微球蛋白等。

（一）肾小球性蛋白尿

肾小球因受炎症、毒素等的损害，引起肾小球毛细血管壁通透性增加，滤出较多的血浆蛋白，超过了肾小管重吸收能力所形成的蛋白尿，称为肾小球性蛋白尿。其机制除因肾小球滤过膜的物理性空间构型改变导致“孔径”增大外，还与肾小球滤过膜的各层特别是足突细胞层的唾液酸减少或消失，以致静电屏障作用减弱有关。

（二）肾小管性蛋白尿

由于炎症或中毒引起近曲小管对低分子量蛋白质的重吸收功能减退而出现以低分子量蛋白质为主的蛋白尿，称为肾小管性蛋白尿。尿中以 β_2 微球蛋白、溶菌酶等增多为主，白蛋白正常或轻度增多。单纯性肾小管性蛋白尿、尿蛋白含量较低，一般低于 1 g/24 h。常见于肾盂肾炎、间质性肾炎、肾小管性酸中毒、重金属（汞、镉、铋）中毒，应用庆大霉素、多黏菌素 B 及肾移植术后等。

（三）混合性蛋白尿

肾脏病变如同时累及肾小球及肾小管，产生的蛋白尿称混合性蛋白尿。在尿蛋白电泳的图谱中显示低分子量的 β_2 微球蛋白及中分子量的白蛋白同时增多，而大分子量的蛋白质较少。

（四）溢出性蛋白尿

血循环中出现大量低分子量（分子量小于 4.5 万）的蛋白质如本周蛋白。血浆肌红蛋白（分子量为 1.4 万）增多超过肾小管回吸收的极限于尿中大量出现时称为肌红蛋白尿，也属于溢出性蛋白尿，见于骨骼肌严重创伤及大面积心肌梗死。

（五）偶然性蛋白尿

当尿中混有多量血、脓、黏液等成分而导致蛋白定性试验阳性时称为偶然性蛋白尿。主要见于泌尿道的炎症、药物、出血及在尿中混入阴道分泌物、男性精液等，一般并不伴有肾本身的损害。

（六）生理性蛋白尿或无症状性蛋白尿

由于各种体外环境因素对机体的影响而导致的尿蛋白含量增多，可分为功能性蛋白尿及体位性（直立性）蛋白尿。

功能性蛋白尿：机体在剧烈运动、发热、低温刺激、精神紧张、交感神经兴奋等所致的暂时性、轻度的蛋白尿。形成机制可能与上述原因造成肾血管痉挛或充血而使肾小球毛细血管壁的通透性增加有关。当诱发因素消失后,尿蛋白也迅速消失。生理性蛋白尿定性一般不超过(+),定量小于0.5 g/24 h,多见于青少年期。

体位性蛋白尿:又称直立性蛋白尿,由于直立体位或腰部前突时引起的蛋白尿。其特点为卧床时尿蛋白定性为阴性,起床活动若干时间后即可出现蛋白尿,尿蛋白定性可达(++)甚至(+++),而平卧后又转成阴性,常见于青少年,可随年龄增长而消失。其机制可能与直立时前突的脊柱压迫肾静脉,或直立时肾的位置向下移动,使肾静脉扭曲而致肾处于淤血状态,与淋巴、血流受阻有关。

1. 参考值

尿蛋白定性试验:阴性。尿蛋白定量试验:<0.1 g/L 或≤0.15 g/24 h(考马斯亮蓝法)。

2. 临床意义

因器质性变,尿内持续性地出现蛋白,尿蛋白含量的多少可作为判断肾病情的参考,但蛋白量的多少不能反映肾病变的程度和预后。

(1)急性肾小球肾炎:多数由链球菌感染后引起的免疫反应。持续性蛋白尿为其特征。蛋白定性检查常为(+)~(++)、定量检查大都不超过3 g/24 h,但也有超过10 g/24 h者。一般于病后2~3周蛋白定性转为少量或微量,2~3个月后多消失,也可呈间歇性阳性。成人患者消失较慢,若蛋白长期不消退,应疑及体内有感染灶或转为慢性的趋势。

(2)急进性肾小球肾炎:起病急、进展快。如未能有效控制,大多在半年至1年内死于尿毒症,以少尿,甚至无尿、蛋白尿、血尿和管型尿为特征。

(3)隐若性肾小球肾炎:临床常无明显症状,但有持续性轻度的蛋白尿。蛋白定性检查多为(±)~(+);定量检查常在0.2 g/24 h左右,一般不超过1 g/24 h,可称为无症状性蛋白尿。在呼吸系统感染或过劳后，蛋白可有明显增多，过后可恢复到原有水平。

(4)慢性肾小球肾炎：病变累及肾小球和肾小管，多属于混合性蛋白尿。慢性肾炎普通型，尿蛋白定性检查常为(+)~(+++)，定量检查多在3.5 g/24 h左右；肾病型则以大量蛋白尿为特征，定性检查为(++)~(++++)，定量检查为3.5~5 g/24 h或以上，但晚期，由于肾小球大部毁坏，蛋白排出量反而减少。

(5)肾病综合征是由多种原因引起的一组临床症候群，包括慢性肾炎肾病型、类脂性肾病、膜性肾小球肾炎、狼疮性肾炎肾病型、糖尿病型肾病综合征和一些原因不明确的肾病综合征等。临床表现以水肿、大量蛋白尿、低蛋白血症、高脂血症为特征，尿蛋白含量较高，且易起泡沫，定性试验多为(+++)~(++++)，定量试验常为3.5~10 g/24 h，最多达20 g/24 h。

(6)肾盂肾炎为泌尿系统最常见的感染性疾病，临床上分为急性和慢性两期。急性期尿液的改变为脓尿，尿蛋白多为(±)~(++)，每日排出量不超过1 g。如出现大量蛋白尿应考虑有否肾炎、肾病综合征或肾结核并发感染的可能性。慢性期尿蛋白可见呈间歇性阳性，常为(+)~(++)，并可见混合细胞群和白细胞管型。

(7)肾内毒性物质引起的损害：由金属盐类如汞、镉、铀、铬、砷和铋等或有机溶剂如甲醇、甲苯、四氯化碳等以及抗菌药类如磺胺、新霉素、卡那霉素、庆大霉素、多黏菌素B、甲氧苯青霉素等，可引起肾小管上皮细胞肿胀、退行性变和坏死等改变，故又称坏死性肾病。系因肾小管对低分子蛋白质重吸收障碍而形成的轻度或中等量蛋白尿，一般不超过1.5 g/24 h，并有明显的管型尿。

(8)系统性红斑狼疮的肾损害：本病在组织学上显示有肾病变者高达90%~100%，但以肾病而发病者仅为3%~5%。其病理改变以肾小球毛细血管丛为主，有免疫复合物沉淀和基底膜增厚。轻度损害型尿蛋白常在(+)~(++)，定量检查为0.5~1 g/24 h。

肾病综合征型则尿蛋白大量增多。

(9)肾移植:肾移植后,因缺血而造成的肾小管功能损害,有明显的蛋白尿,可持续数周,当循环改善后尿蛋白减少或消失,如再度出现蛋白尿或尿蛋白含量较前增加并伴有尿沉渣的改变,常提示有排异反应发生。

(10)妊娠和妊娠中毒症:正常孕妇尿中蛋白可轻微增加,属于生理性蛋白尿。此与肾小球滤过率和有效肾血流量较妊娠前增加30% ~50%以及妊娠所致的体位性蛋白尿(约占20%)有关。妊娠中毒症则因肾小球的小动脉痉挛,血管腔变窄,肾血流量减少,组织缺氧使其通透性增加,血浆蛋白从肾小球漏出之故。尿蛋白多为(+)~(++),病情严重时可增至(+++)~(++++),如定量超过5 g/24 h,提示为重度妊娠中毒症。

二、本周蛋白尿检查

本周蛋白是免疫球蛋白的轻链单体或二聚体,属于不完全抗体球蛋白,分为K型和X型,其分子量分别为22 000和44 000,蛋白电泳时可在α~γ球蛋白区带间的某个部位出现M区带,多位于γ区带及β~γ区,易从肾排出称轻链尿。可通过肾小球滤过膜滤出,若其量超过近曲小管所能吸收的极限,则从尿中排出,在尿中排出率多于清蛋白。肾小管对本周蛋白具有重吸收及异化作用,通过肾排泄时,可抑制肾小管对其他蛋白成分的重吸收,并可损害近曲、远曲小管,因而导致肾功能障碍及形成蛋白尿,同时有清蛋白及其他蛋白成分排出。本周蛋白在加热至40~60 ℃时可发生凝固,温度升至90~100 ℃时可再溶解,故又称凝溶蛋白。

(一)原理

尿内本周蛋白在加热40~60 ℃时,出现凝固沉淀,继续加热至90~100 ℃时又可再溶解,故利用此凝溶特性可将此蛋白与其他蛋白区分。

(二)参考值

尿本周蛋白定性试验:阴性(加热凝固法或甲苯磺酸法)。

(三)临床意义

1. 多发性骨髓瘤

多发性骨髓瘤是浆细胞恶性增生所致的肿瘤性疾病,其异常浆细胞(骨髓瘤细胞),在制作免疫球蛋白的过程中,产生过多的轻链且在未与重链装配前即从细胞内分泌排出,经血循环由肾排至尿中,有35%~65%的病例本周蛋白尿呈阳性反应,但每日排出量有很大差别,可从1 g至数十克,最高达90 g者,有时定性试验呈间歇阳性,故一次检验阴性不能排除本病。

2. 华氏巨球蛋白血症

华氏巨球蛋白血症属浆细胞恶性增殖性疾病,血清内IgM显著增高为本病的重要特征,约有20%的患者尿内可出现本周蛋白。

3. 其他疾病

其他疾病如淀粉样变性、恶性淋巴瘤、慢性淋巴细胞白血病、转移瘤、慢性肾炎、肾盂肾炎、肾癌等患者尿中也偶见本周蛋白,可能与尿中存在免疫球蛋白碎片有关。

三、尿液血红蛋白、肌红蛋白及其代谢产物的检查

(一)血红蛋白尿的检查

当血红蛋白内有大量红细胞破坏,血浆中游离血红蛋白超过1.5 g/L(正常情况下肝珠蛋白最大结合力为1.5 g/L血浆)时,血红蛋白随尿排出,尿中血红蛋白检查阳性,称血红蛋白尿。血红蛋白尿特点是外观呈浓茶色或透明的酱油色,镜检时无红细胞,但隐血呈阳性反应。

1.原理

血红蛋白中的亚铁血红素与过氧化物酶的结合相似,而且具

有弱的过氧化物酶活性，能催化过氧化氢放出新生态的氧，氧化受体氨基比林使之呈色，借以识别血红蛋白的存在。

2. 参考值

正常人尿中血红蛋白定性试验：阴性（氨基比林法）。

3. 临床意义

（1）阳性可见于各种引起血管内溶血的疾病，如6-磷酸葡萄糖脱氢酶缺乏者在食蚕豆或使用药物伯氨喹、碘胺、非那西丁时引起的溶血。

（2）血型不合输血引起的急性溶血，广泛性烧伤、恶性疟疾、某些传染病（猩红热、伤寒、丹毒）、毒蕈中毒、毒蛇咬伤等大都有变性的血红蛋白出现。

（3）遗传性或继发性溶血性贫血，如阵发性寒冷性血红蛋白尿症、行军性血红蛋白尿症及阵发性睡眠性血红蛋白尿症。

（4）自身免疫性溶血性贫血、系统性红斑狼疮等。

（二）肌红蛋白尿的检查

肌红蛋白是横纹肌、心肌细胞内的一种含亚铁血红素的蛋白质，其结构及特性与血红蛋白相似，但仅有一条肽链，分子量为1.6万~1.75万。当肌肉组织受损伤时，肌红蛋白可大量释放到细胞外入血流，因分子量小，可由肾排出。尿中肌红蛋白检查阳性，称肌红蛋白尿。

1. 原理

肌红蛋白和血红蛋白一样，分子中含有血红素基团，具有过氧化物酶活性，能用邻甲苯胺或匹拉米洞与过氧化氢呈色来鉴定，肌红蛋白在80%饱和硫酸铵浓度下溶解，而血红蛋白和其他蛋白质则发生沉淀，可区别。

2. 参考值

肌红蛋白定性反应：阴性（硫酸铵法）。肌红蛋白定量试验：<4 mg/L（酶联免疫吸附法）。

3. 临床意义

(1)阵发性肌红蛋白尿:肌肉疼痛性痉挛发作 72 h 后出现肌红蛋白尿。

(2)行军性肌红蛋白尿:非习惯性过度运动。

(3)创伤:挤压综合征、子弹伤、烧伤、电击伤、手术创伤。

(4)原发性肌疾病:肌肉萎缩、皮肌炎及多发性肌炎、肌肉营养不良等。

(5)组织局部缺血性肌红蛋白尿:心肌梗死早期、动脉梗死。

(6)代谢性肌红蛋白尿:乙醇中毒、砷化氢、一氧化碳中毒、巴比妥中毒、肌糖原积累等。

(三)含铁血黄素尿的检查

含铁血黄素尿为尿中含有暗黄色不稳定的铁蛋白聚合体,是含铁的棕色色素。血管内溶血时肾在清除游离血红蛋白过程中,血红蛋白大部分随尿排出,产生血红蛋白尿。其中的一部分血红蛋白被肾小管上皮细胞重吸收,并在细胞内分解成含铁血黄素,当这些细胞脱落至尿中时,可用铁染色法检出,细胞解体时,则含铁血黄素颗粒释放于尿中,也可用 Prussian 蓝反应予以鉴别。

1. 原理

含铁血黄素中的高铁离子,在酸性环境下与亚铁氰化物作用,产生蓝色的亚铁氰化铁,又称普鲁士蓝反应。

2. 参考值

含铁血黄素定性试验:阴性(普鲁士蓝法)。

3. 临床意义

尿内含铁血红素检查,对诊断慢性血管内溶血有一定价值,主要见于阵发性睡眠性血红蛋白尿症、行军性肌红蛋白尿、自身免疫溶血性贫血、严重肌肉疾病等。但急性溶血初期,血红蛋白检查阳性,因血红蛋白尚未被肾上皮细胞摄取,未形成含铁血黄素,本试验可呈阴性。

（四）尿中卟啉及其衍生物检查

卟啉是血红素生物合成的中间体，为构成动物血红蛋白、肌红蛋白、过氧化氢酶、细胞色素等的重要成分，是由 4 个吡咯环连接而成的环状化合物。血红素的合成过程十分复杂，其基本原料是琥珀酰辅酶 A 和甘氨酸，B 族维生素也参与作用。正常人血和尿中含有少量的卟啉类化合物。卟啉病是一种先天性或获得性卟啉代谢紊乱的疾病，其产物大量由尿和粪便排出，并出现皮肤、内脏、精神和神经症状。

1. 卟啉定性检查

（1）原理：尿中卟啉类化合物（属卟啉、粪卟啉、原卟啉）在酸性条件下用乙酸乙酯获取，经紫外线照射下显红色荧光。

（2）参考值：尿卟啉定性试验阴性（Haining 法）。

2. 卟胆原定性检查

（1）原理：尿中卟胆原是血红素合成的前身物质，它与对二甲氨基苯甲醛在酸性溶液中作用，生成红色缩合物。尿胆原及吲哚类化合物亦可与试剂作用，形成红色。但前者可用氯仿将红色提取，后者可用正丁醇将红色抽提除去，残留的尿液如仍呈红色，提示有卟胆原。

（2）参考值：尿卟胆原定性试验阴性（Watson-Schwartz 法）。

（3）临床意义：卟啉病引起卟啉代谢紊乱，导致其合成异常和卟啉及其前物与氨基-γ-酮戊酸及卟胆原的排泄异常，在这种异常代谢过程中产生的尿卟啉、粪卟啉大量排出。其临床应用主要是肝性卟啉病呈阳性、鉴别急性间歇性卟啉病。因患者出现腹痛、胃肠道症状、精神症状等，易与急性阑尾炎、肠梗阻、神经精神疾病混淆，检查卟胆原可作为鉴别诊断参考。

四、尿糖检查

临床上出现在尿液中的糖类，主要是葡萄糖尿，偶见乳糖尿、戊糖尿、半乳糖尿等。正常人尿液中可有微量葡萄糖，每日尿内排出<2.8 mmol/24 h，用定性方法检查为阴性。糖定性试验呈阳性的尿液称为糖尿，尿糖形成的原因为：当血中葡萄糖浓度大于8.8 mmol/L 时，肾小球滤过的葡萄糖量超过肾小管重吸收能力（肾糖阈）即可出现糖尿。

尿中出现葡萄糖取决于3个因素：①动脉血中葡萄糖浓度；②每分钟流经肾小球中的血浆量；③近端肾小管上皮细胞重吸收葡萄糖的能力即肾糖阈。肾糖阈可随肾小球滤过率和肾小管葡萄糖重吸收率的变化而改变。当肾小球滤过率降低时可导致肾糖阈提高，而肾小管重吸收减少时则可引起肾糖阈降低。葡萄糖尿除因血糖浓度过高引起外，也可因肾小管重吸收能力降低引起，后者血糖可正常。

（一）参考值

尿糖定性试验：阴性（葡萄糖氧化酶试带法）。尿糖定量试验：<2.8 mmol/24 h（<0.5 g/24 h），浓度为0.1～0.8 mmol/L。

（二）临床意义

1. 血糖增高性糖尿

（1）饮食性糖尿：因短时间摄入大量糖类（大于200 g）而引起。确诊须检查清晨空腹的尿液。

（2）持续性糖尿：清晨空腹尿中呈持续阳性，常见于因胰岛素绝对或相对不足所致糖尿病，此时空腹血糖水平常已超过肾阈，24 h 尿中排糖近于100 g 或更多，每日尿糖总量与病情轻重相平行。如并发肾小球动脉硬化症，则肾小球滤过率减少，肾糖阈升高，此时血糖虽已超常，尿糖亦呈阴性，进食后2 h 由于负载增加则可见血糖升高，尿糖阳性，对于此型糖尿病患者，不仅需要检查空腹血糖及尿糖定量，还需进一步进行糖耐量试验。

（3）其他疾病血糖增高性糖尿：见于以下疾病。①甲状腺功能亢进：由于肠壁的血流加速和糖的吸收增快。因而在饭后血糖增高而出现糖尿。②肢端肥大症：可因生长激素分泌旺盛而致血糖升高，出现糖尿。③嗜铬细胞瘤：可因肾上腺素及去甲肾上腺素大量分泌，致使磷酸化酶活性增强，促使肝糖原降解为葡萄糖，引起血糖升高而出现糖尿。④库欣综合征：因皮质醇分泌增多，使糖原异生旺盛，抑制已糖磷酸激酶和对抗胰岛素作用，因而出现糖尿。

(4)一过性糖尿：又称应激性糖尿，见于颅脑外伤、脑血管意外、情绪激动等情况下，脑血糖中枢受到刺激，导致肾上腺素、胰高血糖素大量释放，因而可出现暂时性高血糖和糖尿。

2. 血糖正常性糖尿

肾性糖尿属血糖正常性糖尿，因近曲小管对葡萄糖的重吸收功能低下所致。其中先天性者为家族性肾性糖尿，见于范科尼综合征，患者出现糖尿而空腹血糖、糖耐量试验均正常。新生儿糖尿是因肾小管功能还不完善。后天获得性肾性糖尿可见于慢性肾炎和肾病综合征时。妊娠后期及哺乳期妇女，出现糖尿可能与肾小球滤过率增加有关。

3. 尿中其他糖类

尿中除葡萄糖外还可出现乳糖、半乳糖、果糖、戊糖等，除进食种类不同影响外，可能与遗传代谢紊乱有关。

(1)乳糖尿：有生理性和病理性两种，前者出现在妊娠末期或产后2~5 d，后者见于消化不良的患儿尿中，当乳糖摄取量在100~150 g以上时因缺乏乳糖酶1，则发生乳糖尿。

(2)半乳糖尿：先天性半乳糖血症是一种常染色体隐性遗传性疾病。由于缺乏半乳糖-1-磷酸尿苷转化酶或半乳糖激酶，不能将食物内半乳糖转化为葡萄糖所致，患儿可出现肝大、肝功损害、生长发育停滞、智力减退、哺乳后不安、拒食、呕吐、腹泻、肾小管功能障碍等，此外还可查出氨基酸尿（精、丝、甘氨酸等）。由半乳糖激酶缺乏所致白内障患者也可出现半乳糖尿。

(3)果糖尿：正常人尿液中偶见果糖，摄取大量果糖后尿中可出现暂时性果糖阳性。在肝功能障碍时，肝对果糖的利用下降，导致血中果糖升高而出现果糖尿。

(4)戊糖尿：尿液中出现的主要是L-阿拉伯糖和L-木糖。在食用枣、李子、樱桃及其他果汁等含戊糖多的食品后，一过性地出现在尿液中，后天性戊糖增多症，是因为缺乏从L-木酮糖向木糖醇的转移酶，尿中每日排出木酮糖4～5 g。

五、尿酮体检查

酮体是乙酰乙酸、β-羟丁酸及丙酮的总称，为体内脂肪酸代谢的中间产物。正常人血中丙酮浓度较低，为2.0～4.0 mg/L，其中乙酰乙酸、β-羟丁酸、丙酮分别约占20%、78%、2%。一般检查方法为阴性。在饥饿，各种原因引起糖代谢发生障碍脂肪分解增加及糖尿病酸中毒时，因产生酮体速度大于组织利用速度，可出现酮血症，继而产生酮尿。

(一)原理

尿中丙酮和乙酰乙酸在碱性溶液中与亚硝基铁氰化钠作用产生紫红色化合物。

(二)参考值

尿酮体定性试验阴性(Rothera法)。

(三)临床意义

1. 糖尿病酮症酸中毒

由于糖利用减少、分解脂肪产生酮体增加而引起酮症，尿内酮体呈强阳性反应。当肾功能严重损伤而肾阈值增高时，尿酮体可减少，甚至完全消失。

2. 非糖尿病性酮症者

如感染性疾病发热期、严重腹泻、呕吐、饥饿、禁食过久、全身麻醉后等均可出现酮尿。妊娠妇女常因妊娠反应，呕吐、进食少，以致体脂降解代谢明显增多,发生酮病而致酮尿。

3. 中毒

如氯仿、乙醚麻醉后,磷中毒等。

4. 服用双胍类降糖药

如降糖灵等,由于药物有抑制细胞呼吸的作用,可出现血糖降低,但酮尿阳性的现象。

六、脂肪尿和乳糜尿检查

尿液中混有脂肪小滴时称为脂肪尿。尿中含有淋巴液、外观呈乳糜状称乳糜尿。由呈胶体状的乳糜微粒和蛋白质组成,其形成原因是经肠道吸收的脂肪皂化后成乳糜液。由于种种原因致淋巴液引流不畅而未能进入血液循环,以至逆流在泌尿系统淋巴管中时,可致淋巴管内压力升高、曲张破裂,乳糜液流入尿中呈乳汁样。乳糜尿中混有血液,则称乳糜血尿。乳糜尿中主要含卵磷脂、胆固醇、脂酸盐及少量纤维蛋白原、清蛋白等。如合并泌尿道感染,则可出现乳糜脓尿。

(一)原理

乳糜由脂肪微粒组成,较大的脂粒在镜下呈球形,用苏丹Ⅲ染成红色者为乳糜阳性。过小的脂粒,不易在镜下观察,可利用其溶解乙醚的特性,加乙醚后使乳白色混浊尿变清,即为乳糜阳性。

(二)参考值

乳糜定性试验阴性。

(三)临床意义

1. 淋巴管阻塞

淋巴管阻塞常见于丝虫病:乳糜尿是慢性期丝虫病的主要临床表现之一。这是由丝虫在淋巴系统中,引起炎症反复发作,大量纤维组织增生,使腹部淋巴管或胸导管广泛阻塞所致。

2. 过度疲劳、妊娠及分娩后等因素

过度疲劳、妊娠及分娩后等因素可诱发出现间歇性乳糜尿，偶尔也见少数病例呈持续阳性。

3. 其他

先天性淋巴管畸形、腹内结核、肿瘤、胸腹部创伤、手术伤、糖尿病、高脂血症、肾盂肾炎、包虫病、疟疾等也可引起乳糜尿。

七、尿液胆色素检查

尿中胆色素包括胆红素、尿胆原及尿胆素。由于送检多为新鲜尿，尿胆原尚未氧化成尿胆素，故临床多查尿胆红素及尿胆原。

（一）胆红素检查

胆红素是血红蛋白分解代谢的中间产物，是胆汁中的主要成分，可分为未经肝处理的未结合胆红素和经肝与葡萄糖醛酸结合形成的结合胆红素。未结合胆红素不溶于水，在血中与蛋白质结合不能通过肾小球滤膜。结合胆红素分子量小，溶解度高，可通过肾小球滤膜，由尿中排出。由于正常人血中结合胆红素含量很低（小于4 μmol/L），滤过量极少，因此尿中检不出胆红素，如血中结合胆红素增加可通过肾小球滤膜使尿中结合胆红素量增加，尿胆红素试验阳性反应。

1. 原理

尿液中的胆红素与重氮试剂作用，生成红色的偶氮化合物。红色的深浅大体能反应胆红素含量的多少。

2. 参考值

胆红素试验阴性（试带法）。

（二）尿胆原检查

1. 原理

尿胆原在酸性溶液中与对二甲氨基苯甲醛起作用，生成樱红色化合物。

2. 参考值

尿胆原定性试验：正常人为弱阳性，其稀释度在 1∶20 以下（改良 Ehrlich 法）。

（三）尿胆素检查

1. 原理

在无胆红素的尿液中加入碘液，使尿中尿胆原氧化成尿胆素，当与试剂中的锌离子作用，形成带绿色荧光的尿胆素-锌复合物。

2. 参考值

尿胆素定性试验阴性（Schilesinger 法）。

3. 临床意义

临床上根据黄疸产生的机制可区分为溶血性黄疸、肝细胞性和阻塞性黄疸 3 型。尿三胆检验在诊断鉴别三型黄疸上有重要意义。

（1）溶血性黄疸：见于体内大量溶血时，如溶血性贫血、疟疾、大面积烧伤等。由于红细胞破坏时未结合胆红素增加，使血中含量增高，未结合胆红素不能通过肾，尿中胆红素检查为阴性。未结合胆红素增加，导致肝细胞代偿性产生过多的结合胆红素。当将其排入肠道后转变为粪胆原的量亦增多，尿胆原的形成也增加，而肝重新利用尿胆原的能力有限（肝功能也可能同时受损），所以尿胆原的含量也增加，可呈阳性或强阳性。

（2）肝细胞性黄疸：肝细胞损伤时其对胆红素的摄取、结合、排除功能均可能发生障碍。由于肝细胞坏死、肝细胞肿胀、毛细胆管受压，而在肿胀与坏死的肝细胞间弥散经血窦使胆红素进入血液循环，导致血中结合胆红素升高，因其可溶于水并经肾排出，使尿胆红素试验呈阳性。但由于肝细胞处理未结合胆红素及尿胆原的能力下降，故血中未结合胆红素及尿胆原均可增加，此外经肠道吸收的粪胆原也因肝细胞受损不能将其转变为胆红素，而以尿胆原形式由尿中排出，因此在肝细胞黄疸时尿中胆红素与尿胆原均呈明显阳性,而粪便中尿胆原则往往减少。在急性病毒性肝炎时,尿胆红素阳性可早于临床黄疸。其他原因引起的肝细胞黄疸,如药物、毒物引起的中毒性肝炎也出现类似结果。

(3)阻塞性黄疸:胆汁淤积使肝胆管内压增高,导致毛细胆管破裂,结合胆红素不能排入肠道而逆流入血由尿中排出,尿胆红素检查呈阳性。由于胆汁排入肠道受阻,故尿胆原、粪胆原均显著减少。可见于各种原因引起的肝内外完全或不完全梗阻,如胆石症、胆管癌、胰头癌、原发性胆汁性肝硬化等。

八、尿液氨基酸检查

尿中有一种或数种氨基酸增多称为氨基酸尿。随着对遗传病的认识,氨基酸尿的检查已受到重视。由于血浆氨基酸的肾阈较高,正常尿中只能出现少量氨基酸,即使被肾小球滤出,也很易被肾小管重吸收。尿中氨基酸分为游离和结合二型,其中游离型排出量约为 1.1 g/24 h,结合型约为 2 g/24 h。结合型是氨基酸在体内转化的产物如甘氨酸与苯甲酸结合生成马尿酸;N-2 酰谷氨酸与苯甲酸结合生成苯乙酰谷氨酸。正常尿中氨基酸含量与血浆中明显不同,尿中氨基酸以甘氨酸、组氨酸、赖氨酸、丝氨酸及氨基乙磺酸为主。排泄量在年龄组上有较大差异,某些氨基酸儿童的排出量高于成人,可能由于儿童肾小管发育未成熟,重吸收减少之故。但成人的 β-氨基异丁酸、甘氨酸、天冬氨酸等又明显高于儿童。尿氨基酸除与年龄有关外,也因饮食、遗传和生理变化而有明显差别,如妊娠期尿中组氨酸、苏氨酸可明显增加。检查尿中氨基酸及其代谢产物,可作为遗传性疾病氨基酸异常的筛选试验。血中氨基酸浓度增加,可溢出在尿中,见于某些先天性疾病。如因肾受毒物或药物的损伤,肾小管重吸收障碍,肾阈值降低所致肾型氨基酸尿时,患者血中氨基酸浓度则不高。

(一)胱氨酸尿检查

胱氨酸尿是先天性代谢病,主要原因是肾小管对胱氨酸、赖氨酸、精氨酸和鸟氨酸的重吸收障碍导致尿中这些氨基酸排出量增加。由于胱氨酸难溶解，易达到饱和，易析出而形成结晶，反复发生结石，尿路梗阻合并尿路感染；严重者可形成肾盂积水、梗阻性肾病，最后导致肾功能衰竭。

1. 原理

胱氨酸经氰化钠作用后，与亚硝基氰化钠产生紫红色反应。

2. 参考值

胱氨酸定性试验：阴性或弱阳性。

胱氨酸定量试验：正常尿中胱氨酸、半胱氨酸为 83 ~ 830 μmol（10 ~ 100 mg）/24 h 尿（亚硝基铁氰化钠法）。

3. 临床意义

定性如呈明显阳性为病理变化，见于胱氨酸尿症。

（二）酪氨酸尿检查

酪氨酸代谢病是一种罕见的遗传性疾病。由于缺乏对羟基苯丙酮酸氧化酶和酪氨酸转氨酶，尿中对羟基苯丙酮酸和酪氨酸显著增加，临床表现为结节性肝硬化、腹部膨大、脾大、多发性肾小管功能障碍等。

1. 原理

酪氨酸与硝酸亚汞和硝酸汞反应生成一种红色沉淀物。

2. 参考值

尿酪氨酸定性试验阴性（亚硝基苯酚法）。

3. 临床意义

临床见于急性磷、氯仿或四氯化碳中毒，急性肝坏死或肝硬化、白血病、糖尿病性昏迷或伤寒等。

（三）苯丙酮尿检查

苯丙酮尿症是由于患者肝中缺乏苯丙氨酸羟化酶，使苯丙氨酸不能氧化成酪氨酸，只能变成苯丙酮酸。大量苯丙氨酸和苯丙酮酸累积在血液和脑脊液中，并随尿液排出。

1. 原理

尿液中的苯丙酮酸在酸性条件下，与三氯化铁作用，生成蓝绿色。

2. 参考值

尿液苯丙酮酸定性试验阴性（三氯化铁法）。

3. 临床意义

苯丙酮酸尿见于先天性苯丙酮尿症。大量的苯丙酮酸在体内蓄积，对患者的神经系统造成损害并影响体内色素的代谢。此病多在小儿中发现，患者的智力发育不全，皮肤和毛发颜色较淡。

（四）尿黑酸检查

尿黑酸是一种罕见的常染色体隐性遗传病，本病是由于患者体内缺乏使黑酸转化为乙酰乙酸的尿黑酸氧化酶，而使酪氨酸和苯丙氨酸代谢终止在尿黑酸阶段。尿黑酸由尿排出后，暴露在空气中逐渐氧化成黑色素。其早期临床症状为尿呈黑色，皮肤色素沉着，在儿童期和青年期往往被忽视，但在中老年期常发生脊柱和大关节炎等严重情况。

1. 原理

尿液中的尿黑酸与硝酸银作用，遇上氨产生黑色沉淀，借以识别尿黑酸的存在。

2. 参考值

尿黑酸定性试验阴性（硝酸银法）。

3. 临床意义

黑酸尿在婴儿期易观察，因其尿布上常有黑色污斑。患者一般无临床症状，至老年时可产生褐黄病（即双颊、鼻、巩膜及耳郭呈灰黑色或褐色），是尿黑酸长期在组织中潴积所致。

（五）Hartnup 病的检查

Hartnup 病是一种先天性常染色体隐性遗传病。由于尼克酰胺缺乏，患者常表现为糙皮病性皮疹及小脑共济失调。这是由于肾小管对色氨酸重吸收发生障碍所致。

1. 原理

2,4-二硝基苯肼与尿中存在的α-酮酸(由异常出现的单氨基单羧基中性氨基酸经代谢所致)作用生成一种白色沉淀物。

2. 参考值

Hartnup 病的检查阴性(2,4-二硝基苯肼法)。

3. 临床意义

(1)肾性氨基酸尿:这是由于肾小管对某些氨基酸的重吸收发生障碍所致。非特异性:Fanconi 综合征(多发性肾近曲小管功能不全)、胱氨酸病、Wilson 病(进行性肝豆状核变性)、半乳糖血症。特异性:胱氨酸尿、甘氨酸尿。

(2)溢出性氨基酸尿:由于氨基酸中间代谢的缺陷,导致血浆中某些氨基酸水平的升高,超过正常肾小管重吸收能力,使氨基酸溢入尿中。非特异性:肝病、早产儿和新生儿、巨幼细胞性贫血、铅中毒、肌肉营养不良、Wilson 病及白血病等。特异性:糖尿病、Hartnup 病(遗传性尼克酰胺缺乏)、苯丙酮尿症。

(3)由氨基酸衍生物的异常排泄所致:黑酸尿、草酸盐沉积症、苯丙酮尿症及吡哆醇缺乏。

九、尿酸碱度检查

尿液酸碱度即尿的 pH 值,可反映肾脏调节体液酸碱平衡的能力。尿液 pH 值主要由肾小管泌 H^+,分泌可滴定酸、铵的形成、重碳酸盐的重吸收等因素决定,其中最重要的是酸性磷酸盐及碱性磷酸盐的相对含量,如前者多于后者,尿呈酸性反应,反之呈中性或碱性反应。尿 pH 值受饮食种类影响很大,如进食蛋白质较多,则由尿排出的磷酸盐及硫酸盐增多,尿 pH 值较低;而进食蔬菜多时尿 pH 值常大于 6。当每次进食后,由于胃黏膜要分泌多量盐酸以助消化,为保证有足够的 H^+和 Cl^-进入消化液,则尿液泌 H^+减少

和 Cl^- 的重吸收增加，而使尿 pH 值呈一过性增高，称之为碱潮。其他如运动、饥饿、出汗等生理活动，夜间入睡后呼吸变慢，体内酸性代谢产物均可使尿 pH 值降低。药物、不同疾病等多种因素也影响尿液 pH 值。

（一）原理

甲基红和溴麝香草酚蓝指示剂适当配合可反映 pH 值 4.5～9.0 的变异范围。

（二）参考值

尿的 pH 值：正常人在普通膳食条件下尿液 pH 值为 4.6～8.0（平均 6.0）（试带法）。

（三）临床意义

1. 尿 pH 值降低

酸中毒、慢性肾小球肾炎、痛风、糖尿病等排酸增加；呼吸性酸中毒，因 CO_2 潴留等，尿多呈酸性。

2. 尿 pH 值升高

频繁呕吐丢失胃酸、服用重碳酸盐、尿路感染、换氧过度及丢失 CO_2 过多的呼吸性碱中毒，尿呈碱性。

3. 尿液 pH 值一般与细胞外液 pH 值变化平行

但应注意以下几点。①低钾血症性碱中毒时：由于肾小管分泌 H^+ 增加，尿酸性增强；反之，高钾性酸中毒时，排 K^+ 增加，肾小管分泌 H^+ 减少，可呈碱性尿。②变形杆菌性尿路感染时：由于尿素分解成氨，呈碱性尿。③肾小管性酸中毒时：因肾小管形成 H^+、排出 H^+ 及 H^+-Na^+ 交换能力下降，尽管体内为明显酸中毒，但尿 pH 值呈相对偏碱性。

十、尿路感染的过筛检查

尿路感染的频度仅次于呼吸道感染，其中有 70%～80% 因无症状而忽略不治，成为导致发展成肾病的一个原因。无症状性尿路感染的发生率很高，18%的妇女有潜在性尿路感染。

（一）氯化三苯基四氮唑还原试验

此法是利蒙在1962年提出的一种尿路感染诊断试验。当尿中细菌在10^5个/mL时，本试验为阳性，肾盂肾炎的阳性为68%～94%。

原理：无色的氯化三苯基四氮唑，可被大肠埃希菌等代谢产物还原成三苯甲、桃红色至红色沉淀。

（二）尿内亚硝酸盐试验

本试验又称Griess试验。当尿路感染的细菌有还原硝酸盐为亚硝酸盐的能力时，本试验呈阳性反应。大肠埃希菌属、枸橼酸杆菌属、变形杆菌属、假单胞菌属等皆有还原能力，肾盂肾炎的阳性率可达69%～80%。

原理：大肠埃希菌等革兰氏阴性杆菌，能还原尿液中的硝酸盐为亚硝酸盐，使试剂中的对氨基苯磺酸重氮化，成为对重氮苯磺酸。对氨基苯磺酸再与α-萘胺结合成N-α-萘胺偶氮苯磺酸，呈现红色。

第三章 粪便检验

第一节 粪便标本采集处理与一般检验

一、粪便标本采集处理

粪便标本采集与处理涉及患者准备、采集容器和类型等方面，其中任一方面都可能影响粪便检验结果，而采集容器还可引起标本运送过程中生物安全问题。因此，有必要对其逐一加以描述。

1. 患者准备

排便不像排尿，个人控制方法有限。大多数人不乐意收集粪便标本，是引起大肠癌研究中粪便隐血试验标本高污染率（50% ~ 90%）的原因。鉴于此。对患者进行试验重要性和正确采集粪便标本教育极其重要。应给患者提供口头和书面说明和适当标本采集容器。

2. 标本容器

粪便采集容器依据采集标本量多少而不同。原则上应采用密封、不渗漏、干净、不易破损的容器。常需使用类似油漆筒的大容器来收集几天的粪便标本。单次随机标本可存放在尿杯或类似容器中，通常应指导患者采集哪些部分的粪便作为标本。某些商品化粪便收集器可收集便纸上粪便，这对患者采集粪便标本很有帮助。

3. 采集类型和量

标本采集类型和量因检验项目而不同。粪便隐血、白细胞分析或粪脂肪定量只需随机采集少量粪便即可。因患者每日粪便排泄量与 24 h 内摄食量有关，所以粪便中任何物质的短日排泄量测定常需收集 2 ~ 3 d 粪便。另外，为收集到最佳粪便标本，收集前应进行饮食控制（如隐血试验和粪脂肪定量检测）。

4. 注意事项

应避免尿液、手纸、花露水、清洁剂等对粪便污染。受尿液污染的粪便可影响原虫的检测，强力清洁剂或除臭剂可干扰化学试验。应指导患者避免污染采集容器和采集过多的标本。

二、粪便一般检验

（一）量

正常成人大多每日排便一次，其量为 100 ~ 300 g，随食物种类、食量及消化器官的功能状态而异。摄取细粮及肉食为主者，粪便细腻而量少；进食粗粮特别是多量蔬菜后，因纤维质多致粪便量增加。当胃、肠、胰腺有炎症或功能紊乱时，因炎性渗出，肠蠕动亢进导致消化吸收不良，可使粪便量增加。

（二）外观

粪便的外观包括颜色与性状。正常成人的粪便排出时为黄褐色成形便，质软；婴儿粪便可呈黄色或金黄色糊状。久置后，粪便的胆色素被氧化可致颜色加深。病理情况下可见如下改变。

1. 黏液便

正常粪便中的少量黏液，因与粪便均匀混合而不易观察到，若有肉眼可见的黏液，说明其量增多。小肠炎时增多的黏液均匀地混于粪便之中；如为大肠炎，由于粪便已逐渐成形，黏液不易与粪便混匀;来自直肠的黏液则附着于粪便的表面。单纯黏液便,其黏液不透明,稍黏稠;脓性黏液则呈黄白色不透明,见于各类肠炎、细菌性痢疾、阿米巴痢疾、急性血吸虫病。

2. 溏便

便呈粥状且内容粗糙,见于消化不良、慢性胃炎、胃窦潴留。

3. 胨状便

肠易激综合征患者常于腹部绞痛后排出黏胨状、膜状或纽带状物,某些慢性菌痢疾患者也可排出类似的粪便。

4. 脓性及脓血便

说明肠道下段有病变。常见于痢疾、溃疡性结肠炎、局限性肠炎、结肠或直肠癌。脓或血的多少取决于炎症的类型及其程度。在阿米巴痢疾,以血为主,血中带脓,呈暗红色稀果酱样,此时要注意与食入大量咖啡、巧克力后的酱色粪便相鉴别。细菌性痢疾则以黏液及脓为主,脓中带血。

5. 鲜血便

直肠息肉、结肠癌、肛裂及痔疮等均可见鲜红色血便。痔疮患者时常在排便之后有鲜血滴落,而其他疾病多见鲜血附着于粪便的表面。过多地食用西瓜、番茄、红辣椒等红色食品,粪便亦可呈红色,但很易与以上鲜血便鉴别。

6. 柏油样黑便

上消化道出血时,红细胞被胃肠液消化破坏,释放血红蛋白并进一步降解为血红素、卟啉和铁等产物,在肠道细菌的作用下铁与肠内产生的硫化物结合成硫化铁,并刺激小肠分泌过多的黏液。上消化道出血 50 ~ 75 mL 时,可出现柏油样便,粪便呈褐色或黑色,质软,富有光泽,宛如柏油。如见柏油样便,且持续 2 ~ 3 d,说明出血量至少为 500 mL。当上消化道持续大出血时,排便次数可增多,而且稀薄,因出血量多,血红素不能完全与硫化物结合,加之血液在肠腔内推进快,粪便可由柏油样转为暗红色。服用活性炭、铁剂等之后也可排黑色便，但无光泽且隐血试验阴性。

7. 稀糊状或稀汁样便

常因肠蠕动亢进或分泌物增多所致，见于各种感染或非感染性腹泻，尤其是急性胃肠炎。小儿肠炎时肠蠕动加速，粪便很快通过肠道，以致胆绿素来不及转变为粪便胆素而呈绿色稀糊样便。遇大量黄绿色的稀汁样便并含有膜状物时应考虑到伪膜性肠炎；艾滋病伴有肠道隐孢子虫感染时可排大量稀汁样便。副溶血性弧菌食物中毒可见洗肉水样便，出血性小肠炎可见红豆汤样便。

8. 米泔样便

粪便呈白色淘米水样，内含黏液片块，量大，见于重症霍乱、副霍乱患者。

9. 白陶土样便

由于各种原因引起的胆管梗阻，进入肠内的胆汁减少或缺如，以致粪便胆素生成相应地减少，甚至无粪便胆素产生，使粪便呈灰白色，主要见于胆汁淤积性黄疸。钡餐造影术后可因排出造影剂使粪便呈黄白色。

10. 干结便

常由于习惯性便秘，粪便在结肠内停留过久，水分过度吸收而排出羊粪便样的硬球或粪便球积成的硬条状粪便。于老年排便无力时多见。

11. 细条状便

排便形状改变，排出细条或扁片状粪便，说明直肠狭窄，常提示有直肠肿物存在。

12. 乳凝块

婴儿粪便中见有黄白色乳凝块，亦可能见蛋花样便，提示脂肪或酪蛋白消化不完全，常见于消化不良、婴儿腹泻。

（三）气味

正常粪便有臭味，主要因细菌作用的产物如吲哚、粪臭素、硫醇、硫化氢等引起。肉食者臭味重，素食者臭味轻，粪便恶臭且呈碱性反应时，乃因未消化的蛋白质发生腐败所致；患者患慢性肠炎、胰腺疾病、消化道大出血、结肠或直肠癌溃烂时，粪便亦有腐败恶臭味。阿米巴性肠炎粪便呈鱼腥臭味，如脂肪及糖类消化或吸收不良时，由于脂肪酸分解及糖的发酵而使粪便呈酸臭味。

(四)酸碱反应

正常人的粪便为中性、弱酸性或弱碱性。食肉多者呈碱性，高度腐败时为强碱性，食糖类及脂肪多时呈酸性，异常发酵时为强酸性。细菌性痢疾、血吸虫病粪便常呈碱性；阿米巴痢疾粪便常呈酸性。

(五)寄生虫

蛔虫、蛲虫、绦虫等较大虫体或其片段肉眼即可分辨，钩虫虫体须将粪便冲洗过筛方可看到。服驱虫剂后应查找有无虫体，驱绦虫后应仔细寻找其头节。

(六)结石

粪便中可见到胆石、胰石、粪石等，最重要且最多见的是胆石。常见于应用排石药物或碎石术之后，较大者肉眼可见到，较小者需用铜筛淘洗粪便后仔细查找才能见到。

第二节　粪便显微镜检验

一、直接涂片镜检

1. 操作

(1)洁净玻片上加等渗盐水 1 ~ 2 滴，选择粪便的不正常部分或挑取不同部位的粪便做直接涂片检查。

(2)制成涂片后，应覆以盖片。涂片的厚度以能透过印刷物字迹为准。

(3)在涂片中如发现疑似包囊，则在该涂片上于盖玻片边缘近处加1滴碘液或其他染色液，在高倍镜下仔细鉴别，如仍不能确定时，可另取粪便做浓缩法检查。

(4)虫卵的报告方式：未找到者注明“未找到虫卵”，找到一种报告一种，找到几种报告几种，并在该虫卵后面注明数量若干，以低倍视野或高倍视野计算，建议逐步实施定量化报告。

(5)应注意将植物纤维及其细胞与寄生虫、人体细胞相鉴别，并应注意有无肌纤维、结缔组织、弹力纤维、淀粉颗粒、脂肪小滴球等。若大量出现，则提示消化不良或胰腺外分泌功能不全。

(6)细胞中应该注意红细胞、白细胞、嗜酸性粒细胞(直接涂片干后用瑞氏染色)、上皮细胞、巨噬细胞等。

(7)脂肪：粪便脂肪由结合脂肪酸、游离脂肪酸和中性脂肪组成。经苏丹Ⅲ染液(将1～2 g苏丹Ⅲ溶于100 mL 70%乙醇溶液)直接染色后镜检，脂肪呈较大的橘红色或红色球状颗粒，或呈小的橘红色颗粒。若显微镜下脂肪球个数>60/HP表明为脂肪泻。

(8)夏科-雷登结晶：为无色或浅黄色两端尖而透明具有折光性的菱形结晶，大小不一。常见于肠道溃疡，尤以阿米巴感染粪便中最易检出。过敏性腹泻及钩虫病患者粪便亦常可见到。

(9)细菌约占粪便净重的1/3，正常菌群主要是大肠杆菌、厌氧菌和肠球菌，约占80%；而过路菌(如产气杆菌、变形杆菌、铜绿假单胞菌等)不超过10%；芽孢菌(如梭状菌)和酵母样菌为常住菌，但总量不超过10%。正常菌群消失或比例失调可因大量应用抗生素所致，除涂片染色找细菌外，应采用不同培养基培养鉴定。

2. 直接涂片镜检细胞的临床意义

(1)白细胞：正常粪便中不见或偶见。小肠炎症时，白细胞数量较少(小于15个/HP)，均匀混合于粪便中，且细胞已被部分消化难以辨认。结肠炎症如细菌性痢疾时，白细胞大量出现，可见白细胞呈灰白色，细胞质中充满细小颗粒，核不清楚，呈分叶状，细胞肿大，边缘已不完整或已破碎，出现成堆的脓细胞。若滴加冰乙酸，细胞质和核清晰可见。过敏性肠炎、肠道寄生虫病（阿米巴痢疾或钩虫病）时还可见较多的嗜酸性粒细胞，同时常伴有夏科-雷登结晶。

（2）红细胞：正常粪便中无红细胞。上消化道出血时，红细胞多因胃液及肠液而破坏，可通过隐血试验予以证实。下消化道炎症（如细菌性痢疾、阿米巴痢疾、溃疡性结肠炎）、外伤、肿瘤及其他出血性疾病时，可见到多少不等的红细胞。在阿米巴痢疾的粪便中以红细胞为主，成堆存在，并有破碎现象。在细菌性痢疾时红细胞少于白细胞，常分散存在，形态多正常。

（3）巨噬细胞：细胞较中性粒细胞大，核形态多不规则，细胞质常有伪足状突起，内常吞噬有颗粒或细胞碎屑等异物。粪便中出现提示为急性细菌性痢疾，也可见于急性出血性肠炎或偶见于溃疡性结肠炎。

（4）肠黏膜上皮细胞：整个小肠和大肠黏膜的上皮细胞均为柱状上皮细胞。在生理情况下，少量脱落的上皮细胞大多被破坏，故正常粪便中不易发现。当肠道发生炎症，如霍乱、副霍乱、坏死性肠炎等时。上皮细胞增多。假膜性肠炎时，粪便的黏膜块中可见到数量较多的肠黏膜柱状上皮细胞，多与白细胞共同存在。

（5）肿瘤细胞：乙状结肠癌、直肠癌患者的血性粪便涂片染色，可见到成堆的癌细胞，但形态多不典型，不足以为证。

二、虫卵及原虫直接检查法

粪便检查是诊断寄生虫病常用的病原学检测方法。要取得准确的结果，粪便必须新鲜，送检时间一般不宜超过 24 h。如检查肠内原虫滋养体，最好立即检查，或暂时保存在 35 ~ 37 ℃条件下待查。盛粪便的容器须洁净、干燥，并防止污染；粪便不可混入尿液及其他体液等，以免影响检查结果。

（一）直接涂片法

适用于检查蠕虫卵、原虫的包囊和滋养体。方法简便，对临床可疑患者可连续数天采样检查，提高检出率，但结果阴性并不排除有寄生虫感染。

1. 试剂

（1）生理盐水：称取氯化钠 8.5 g，溶于 1 000 mL 蒸馏水中。

（2）碘液：有多种配方，较实用的介绍下列两种。①Lugol 碘液：碘化钾 10 g，碘 5 g，蒸馏水 100 mL。先用 25 ~ 50 mL 水溶解碘化钾，再加入碘，待溶解后，加水稀释至 100 mL，此时，再加入碘少许即难溶解，有助于溶液长期稳定，棕色瓶贮存，置于暗处可稳定 6 个月以上。工作液为贮存液按 1 : 5 水稀释，贮存于棕色滴瓶，供日常应用，每 1 ~ 2 周更新 1 次。②D' Autoni 碘液：碘化钾 1.0 g，碘 1.5 g，蒸馏水 100 mL。配制操作同 Lugol 碘液。

2. 操作

（1）用蜡笔或其他记号笔，在玻片的左缘写下标本号。

（2）置 1 滴等渗盐水于玻片左半侧的中央，置 1 滴碘液于玻片右半侧的中央。

（3）用木棍或火柴挑起粪便约 2 mg，火柴头大小，加入等渗盐水滴中，并加入相似量粪便到碘液滴中，混合粪便与液滴以形成悬液。

（4）用盖玻片盖住液滴：操作时应首先持好盖玻片，使之与玻片呈一角度，然后接触液滴边缘，并轻轻放下盖玻片到玻片上，以避免气泡产生。

（5）用低倍镜检查：如需要鉴定，在高倍镜下，以上下或横向移动方式检查，使全部盖玻片范围都能被检查到。当见到生物体或可疑物时，调至高倍镜以观察其更细微的形态。

3. 附注

(1)用2 mg粪便制备的理想涂片应是均一的，既不要过厚以致粪渣遮住虫体，也不要过薄而存在空白区域。

(2)涂片的厚度以能透过印刷物字迹为准。

(3)应注意虫卵与粪便中的异物鉴别：虫卵都具有一定形状和大小，卵壳表面光滑整齐，具固定的色泽，卵内含卵细胞或幼虫。对可疑虫卵或罕见虫卵应请上级技师复核，或送参考实验室确认。

(4)气温越接近体温，滋养体的活动越明显。秋冬季检查原虫滋养体，为保持原虫的活力，应先将载玻片及生理盐水略加温，必要时可用保温台保持温度，应尽可能在15 min内检查完毕。

(5)近年已有不少资料表明，人芽囊原虫(曾称为人体酵母样菌、人体球囊菌)为人类肠道的致病性或机会致病性寄生原虫，如有查见应予报告，且注明镜下数量，以供临床积累资料，进一步评估其致病性。

(二)厚涂片透明法——加藤法(WHO推荐法)

1. 器材

(1)不锈钢、塑料或纸平板：不同国家生产的平板的规格不同。厚1 mm，孔径9 mm的平板可通过50 mg粪便；厚1.5 mm，孔径6 mm的平板可通过41.7 mg粪便；厚0.5 mm，孔径为6.5 mm的平板可通过20 mg粪便。在实验室内，平板的大小、厚度及孔径大小都应标准化，应坚持使用同一规格的平板以保证操作的可重复性及有关流行与感染强度方面资料的可比性。

(2)亲水性玻璃纸条：厚40～50 μm，大小25 mm×30 mm或25 mm×35 mm。

2. 试剂

(1)甘油-孔雀绿溶液：3%孔雀绿水溶液1 mL，甘油100 mL和蒸馏水100 mL，彻底混匀。

(2)甘油-亚甲蓝溶液：3%亚甲蓝水溶液1 mL，甘油100 mL

和蒸馏水 100 mL,彻底混匀。

3. 操作

(1)置少量粪便标本在报纸或小纸片上,用滤网在粪便标本上加压,使部分粪便标本通过滤网积聚于网上。

(2)以刮片横刮滤网以收集筛过的粪便标本。

(3)在载玻片中央部位放置带孔平板,用刮片使孔内填满粪便标本,并用刮片边缘横刮板面以去除孔边过多的粪便(刮片和滤网用后可弃去,如经仔细清洗,也可再使用)。

(4)小心取下平板,使粪便标本成矮小圆柱状留在玻片上。

(5)以在甘油-孔雀绿或甘油-亚甲蓝溶液中浸过的玻璃纸条覆盖粪便。粪便标本较干时,玻璃纸条必须很湿;如为软便,则玻璃纸条水分可略少(如玻璃纸条表面有过多的甘油,可用卫生纸擦去)。在干燥的气候条件下,过多的甘油只能延缓而不能防止粪便标本的干燥。

(6)翻转玻片,在另一张玻片或在表面平滑、坚硬的物体上。朝向玻璃纸条挤压粪便标本。以使标本在玻片与玻璃纸条间均匀散开。澄清后,应能透过涂片读出印刷物上的字迹。

(7)轻轻从侧面滑动并移下上层玻片,避免与玻璃纸条分离或使之掀起。将玻片置于实验台上,玻璃纸条面朝上,此时,甘油使粪便标本清晰,水分随之蒸发。

(8)除检查钩虫卵外,标本玻片应置室温数小时。使标本清晰。为加速清晰及检查过程。也可将标本玻片置于 40 ℃温箱或直射阳光下数分钟。

(9)本法制片中的蛔虫及鞭虫卵可在相当长时间内保存,钩虫卵在制片后 30 ~ 60 min 就不能看到,血吸虫卵可保存数月。

(10)应以上下或横向移动方式检查涂片,并报告所发现的每种虫卵的计数,然后乘以适宜的数值得出每克粪便中虫卵的数目。如使用 50 mg 平板,乘以 20;使用 41.7 mg 平板,乘以 24;使用

20 mg 平板,乘以 50。

4. 附注

(1)玻璃纸条准备:将玻璃纸浸于甘油-孔雀绿溶液或甘油-亚甲蓝溶液中至少 24 h。

(2)使用此法需掌握粪膜的合适厚度和透明的时间,如粪膜厚、透明时间短,虫卵难以发现;如透明时间过长则虫卵变形,也不易辨认。如检查钩虫卵时,透明时间宜在 30 min 以内。

三、虫卵及包囊浓聚法

(一)沉淀法

原虫包囊和蠕虫卵的比密大,可沉积于水底,有助于提高检出率,但比密小的钩虫卵和某些原虫包囊则效果较差。

1. 重力沉淀法(自然沉淀法)

(1)操作:①取粪便 20 ~30 g,置小搪瓷杯中,加适量水调成混悬液。②通过 40 ~60 目/英寸铜丝筛或 2 层纱布滤入 500 mL 的锥形量杯中,再加清水冲洗筛网上的残渣,尽量使黏附在粪渣上的虫卵能被冲入量杯。③再加满水,静置 25 ~30 min(如收集原虫包囊则需静置 6 ~8 h)。④缓慢倾去上清液,重新加满水,以后每隔 15 ~20 min 换水 1 次(查原虫包囊换水间隔为 6 h 换 1 次),如此反复数次,至上清液清澈为止。⑤最后倾去上清液,取沉渣用显微镜检查。

(2)附注:①本法主要用于蠕虫卵检查,蠕虫卵比密大于水,可沉于水底,使虫卵浓集。加之,经水洗后,视野清晰,易于检查。有些虫卵如钩虫卵,比密较轻,应用此法效果不佳。②本法缺点为费时,操作烦琐。

2. 离心沉淀法

本法省时、省力,适用于临床检验。

(1)取粪便 0.5 ~1.0 g,放入小杯内加清水调匀。

(2)用双层纱布或铜丝筛滤去粗渣。

(3)将粪液置离心管中,以1 500～2 000 r/min,离心2 min,倾去上液,再加水调匀后离心沉淀,如此反复沉淀2～3次,直至上液澄清为止。

(4)最后倾去上清液,取沉渣用显微镜检查。

3. 甲醛-乙酸乙酯沉淀法(WHO推荐方法)

(1)试剂:①10%甲醛;②生理盐水;③Lugol碘液;④乙酸乙酯试剂。

(2)操作:①用小木棍将1.0～1.5 g粪便加到含10 mL甲醛液的离心管内,并搅动形成悬液。②将悬液通过铜丝筛或2层湿纱布直接过滤到另一离心管或小烧杯中,然后弃掉纱布。③补足10%甲醛到10 mL。④加入3.0 mL乙酸乙酯,塞上橡皮塞,混匀后,剧烈振荡10 s。⑤除去橡皮塞,将离心管放入离心机,以1 500 r/min离心2～3 min。⑥取出离心管,内容物分为4层:最顶层是乙酸乙酯,黏附于管壁的脂性碎片层,甲醛层和沉淀物层。⑦以木棍做螺旋运动,轻轻地搅动脂性碎片层后,将上面3层液体一次吸出,再将试管倒置至少5 s使管内液体流出。⑧用一次性玻璃吸管混匀沉淀物(有时需加1滴生理盐水),取1滴悬液制片检查,也可做碘液制片。⑨先以低倍镜检查,如需鉴别,用高倍镜做检查,观察整个盖玻片范围。

(3)附注:①本法不仅浓集效果好,而且不损伤包囊和虫卵的形态,易于观察和鉴定。②对于含脂肪较多的粪便,本法效果优于硫酸锌浮聚法,但对布氏嗜碘阿米巴包囊、蓝氏贾第鞭毛虫包囊及微小膜壳绦虫卵等的检查效果较差。

(二)浮聚法

利用比密较大的液体,使原虫包囊或蠕虫卵上浮,集中于液体表面。

1. 饱和盐水浮聚法

此法用以检查钩虫卵效果最好，也可用于检查其他线虫卵和微小膜壳绦虫卵，但不适于检查吸虫卵和原虫包囊。

（1）试剂：饱和盐水配制，将食盐 400 g 徐徐加入盛有 1 000 mL沸水的容器内，不断搅动，直至食盐不再溶解为止，冷却后，取上清液使用。

（2）操作：①取拇指（蚕豆）大小粪便 1 块，放于大号青霉素瓶或小烧杯内，先加入少量饱和盐水，用玻棒将粪便充分混合。②加入饱和盐水至液面略高于瓶口，以不溢出为止。用洁净载玻片覆盖瓶口，静置 15 min 后，平执载玻片向上提拿，翻转后镜检。

2. 硫酸锌离心浮聚法

此法适用于检查原虫包囊、球虫卵囊、线虫卵和微小膜壳绦虫卵。

（1）试剂：33% 硫酸锌溶液，称硫酸锌 330 g，加水 670 mL，混匀，溶解。

（2）操作：①取粪便约 1 g，加 10～15 倍的水，充分搅碎，按离心沉淀法过滤，反复离心 3～4 次（500 g 离心 10 min），至上液澄清为止。②最后倒去上清液，在沉渣中加入硫酸锌溶液，调匀后再加硫酸锌溶液至距管口约 1 cm 处，以 1 500 r/min 离心 2 min。③用金属环取表面的粪液置于载玻片上，加碘液 1 滴（查包囊），镜检。取标本时，用金属环轻轻接触液面即可，切勿搅动。离心后应立即取标本镜检，如放置时间超过 1 h 以上，会因包囊或虫卵变形而影响观察效果。

四、寄生虫幼虫孵育法

本法适用于血吸虫病的病原检查。

(一)常规孵化法

1. 操作

(1)取新鲜标本约 30 g,放入广口容器内,加入少量清水,用长柄搅拌器将粪调匀成糊状。

(2)通过铜丝筛或 2 层纱布滤去粪渣,将滤液放入 500 mL 锥形量杯或三角烧瓶内。

(3)加清水至容器口,静置 20 ~ 30 min,倾去上清液,将沉渣移入三角烧瓶内,加清水至接近瓶口,静置 15 min。

(4)如此操作共 3 次,待上层液体澄清即可,勿超过 2 h。

(5)也可用自动换水装置小心地洗至上液澄清,不冲去沉淀。

(6)放入 25 ~ 30 ℃温箱或温室中,孵化 2 ~ 6 h,观察有无做一定方向运动的毛蚴。

(7)次晨复查,出具报告。

(8)孵化阴性应吸取沉渣涂片,注意有无寄生虫卵。报告方式:毛蚴沉孵阳性或毛蚴沉孵阴性。

2. 附注

(1)自来水中如含氯或氨浓度较高者应将水预先煮沸,或用大缸预先将水储存以去氯。也可在水中加硫代硫酸钠(120 kg 水中加 50 g/L 硫代硫酸钠 6 mL)以除去水中的氯或氨。

(2)农村如使用河水者,应防止水中杂虫混入,对所换的水应先煮沸,冷却后使用。

(3)如水质混浊,可先用明矾澄清(100 kg 水约用明矾 3 g)。

(4)毛蚴孵出时间与温度有密切关系,大于 30 ℃仅需 1 ~ 3 h,25 ~ 30 ℃需 4 ~ 6 h,而小于 25 ℃应过夜观察。如室温过高,为防止毛蚴逸出过早,可用 10 g/L 盐水换洗,但最后换水孵化时,必须用淡水,不可含盐。

(二)尼龙袋集卵孵化法

1. 操作

(1)先将120目/英寸(孔径略大于血吸虫卵)的尼龙袋套于260目/英寸(孔径略小于血吸虫卵)的尼龙袋内(两袋的底部均不黏合,分别用金属夹夹住)。

(2)取粪便30 g,放入搪瓷杯内加水捣碎调匀,经60目/英寸铜丝筛滤入内层尼龙袋。

(3)然后将两个尼龙袋一起在清水桶内缓慢上下提动洗滤袋内粪液,或在自来水下缓慢冲洗,至袋内流出清水为止。

(4)将120目/英寸尼龙袋提出,弃去袋内粪渣,取下260目/英寸尼龙袋下端金属夹,将袋内粪渣全部洗入三角量杯内,静置15 min。

(5)倒去上清液,吸沉渣镜检。

(6)将沉渣倒入三角烧瓶内做血吸虫毛蚴孵化。

2. 附注

本法有费时短、虫卵丢失少,并可避免在自然沉淀过程中孵出的毛蚴被倒掉等优点,但需专用尼龙袋。

五、隐孢子虫卵囊染色检查法

目前,隐孢子虫卵囊染色检查最佳的方法为金胺-酚改良抗酸染色法,其次为金胺-酚染色法和改良抗酸染色法。对于新鲜粪便或经10%福尔马林固定保存(4 ℃ 1个月内)的含卵囊粪便都可用下列方法染色,不经染色难以识别。

(一)金胺-酚染色法

1. 试剂

金胺-酚染色液:①第一液,1 g/L 金胺-酚染色液,金胺0.1 g,酚5.0 g蒸馏水100 mL;②第二液,3%盐酸乙醇,盐酸3 mL,95%乙醇100 mL;③第三液,5 g/L 高锰酸钾溶液,高锰酸钾0.5 g,蒸馏水 100 mL。

2. 操作

(1)制备粪便标本薄涂片,空气中干燥后,在甲醇中固定 2 ~ 3 min。

(2)滴加第一液于晾干的粪膜上,10 ~ 15 min 后水洗。

(3)滴加第二液,1 min 后水洗。

(4)滴加第三液,1 min 后水洗,待干。

(5)置荧光显微镜检查。

(6)低倍荧光镜下,可见卵囊为一圆形小亮点,发出乳白色荧光。高倍镜下卵囊呈乳白色或略带绿色,卵囊壁为一薄层,多数卵囊周围深染,中央淡染,呈环状,核深染结构偏位,有些卵囊全部为深染。但有些标本可出现非特异的荧光颗粒,应注意鉴别。

(二)改良抗酸染色法

1. 试剂

改良抗酸染色液:①第一液为酚复红染色液,碱性复红 4 g,95% 乙醇 20 mL,酚 8 mL,蒸馏水 100 mL;②第二液为 10% 硫酸溶液,纯硫酸 10 mL,蒸馏水 90 mL(边搅拌边将硫酸徐徐倾入水中),第二液可用 5% 硫酸或 3% 盐酸乙醇;③第三液为 2 g/L 孔雀绿溶液,取 20 g/L 孔雀绿原液 1 mL,与蒸馏水 9 mL 混匀。

2. 操作

(1)制备粪便标本薄涂片,空气中干燥后,在甲醇中固定 2 ~ 3 min。

(2)滴加第一液于晾干的粪膜上,1.5 ~ 10.0 min 后水洗。

(3)滴加第二液,1 ~ 10 min 后水洗。

(4)滴加第三液,1 min 后水洗,待干。

(5)置显微镜下观察。

(6)经染色后,卵囊呈玫瑰红色,圆形或椭圆形,背景为绿色。

3. 附注

(1)如染色(1.5 min)和脱色(2 min)时间短,卵囊内子孢子边界不明显;如染色时间长(5 ~ 10 min)脱色时间需相应延长,子孢子边界明显。卵囊内子孢子均染为玫瑰红色,子孢子呈月牙形,共4个。其他非特异颗粒则染成蓝黑色,容易与卵囊区分。

(2)不具备荧光镜的实验室,亦可用本方法先染色,然后在光镜低、高倍下过筛检查。如发现小红点再用油镜观察,可提高检出速度和准确性。

第四章 一般体液检验

第一节 脑脊液检验

一、脑脊液概述

(一)脑脊液的生成

脑脊液(CSF)是一种细胞外液,主要由侧脑室和第三、第四脑室的脉从上皮主动分泌和过滤作用形成的。正常成年人 CSF 每天产生量平均为 500 mL。CSF 产生和重吸收保持动态平衡;正常成年人 CSF 总量为 60 ~ 150 mL,新生儿为 10 ~ 60 mL。

CSF 的循环途径始于侧脑室,经室间孔至第三脑室,从第三脑室经中脑导水管至第四脑室,再经第四脑室的中央孔与两侧孔进入到蛛网膜下腔池。CSF 吸收主要是经大脑凸面的蛛网膜颗粒吸收进入静脉窦,注入静脉系统。此外,脊神经根的周围间隙也具有吸收 CSF 的作用,脑室或室间孔的任何一个环节被阻塞将导致阻塞性脑积水。

CSF 虽然是由血液通过脉络形成的,但并非流通,而是通过血-脑屏障选择性地过滤。有人认为血-脑屏障是由紧贴于脑和脊髓表面的软脑膜和软脑上的毛细血管内皮细胞、基膜等构成,其通透性与一般毛细血管不同，血-脑屏障对血浆中的各种物质的通透具有选择性，钠、氯、镁和二氧化碳最易通过；清蛋白、葡萄糖、尿素、钙、氨基酸、尿酸、肌酐、乳酸、丙酮等次之；而大分子物质如纤维蛋白质、胆红素、胆固醇、补体、毒物和某些药物则极难或不能通过。

(二)脑脊液的生理功能

CSF 对神经系统有重要的生理作用，主要功能包括：保护脑和脊髓免受外力震荡损伤；调节颅内压，使颅内压恒定；参与神经组织的物质代谢，供给脑、脊髓营养物质并运走代谢产物；调节神经系统碱储存量，维持正常 pH 值；运转生物胺、神经肽等物质，参与神经内分泌调节。

(三)脑脊液的影响因素

标本采集后立即送检，检查一般不能超过 1 h，放置过久影响检查结果。其原因如下：细胞破坏或沉淀与纤维蛋白凝结成块，导致计数不准确；细胞离体后迅速变形乃至渐渐消失，导致计数不准和影响分类计数；糖迅速分解；导致糖含量降低；细菌自溶或死亡；影响检出率。采集的 CSF 应尽量避免凝固和混入血液。若穿刺操作血管导致血液混入；在进行细胞计数时应校正，并注明。

正常 CSF 为无色水样、清晰透明，于试管内静置 12 ~ 24 h 无形成薄膜、凝块或沉淀。

二、脑脊液的化学检查

(一)蛋白质定性检查

(1)潘氏试验。

(2)硫酸铵试验，包括罗-琼和诺-爱试验，主要沉淀的是球蛋白，特异性较强，一旦试验呈阳性，则反映球蛋白增多，临床意义较大，但敏感度差。诺-爱试验操作较烦琐，较少选用。

潘氏试验的方法:CSF 中的清蛋白质与苯酚结合,形成不溶性蛋白盐而出现白色混浊或沉淀。本法所需标本量少,操作简便,试剂易得,灵敏度较高,观察结果较为明确,临床上广泛应用。但过于敏感,一部分正常人亦偶尔呈弱阳性反应。

(二)蛋白质定量测定

1. 方法评价

CSF 蛋白量测定主要有浊度法、染料结合法、考斯亮蓝法、丽春红法及邻苯三酚红钼络合显色法和免疫学等。目前 CSF 定量多用于邻苯三酚红钼络合显色法与蛋白结合快,呈色稳定,灵敏度高,色素不吸附器皿,常用于自动化分析。

2. 临床意义

正常 CSF 以清蛋白为主,球蛋白微量(不超过 0.06 g/L),无纤维蛋白原。血-脑屏障破坏,CSF 吸收受阻,机械性梗阻或鞘内免疫球蛋白合成增加均可使 CSF 蛋白升高。

(1)CSF 蛋白增加

1)神经系统炎症:化脓性脑膜炎显著增加,定性多在(+++)以上;结核性脑膜炎中度增加,定性多在(++)~(+++);病毒性脑炎可正常或轻度增加,定性可在(±)~(+)。另外,CSF 总蛋白定量测定可用于鉴别化脓性和非化脓性脑膜炎。CSF 总蛋白量>1 g/L,通常可诊断为细菌、真菌或结核性脑膜炎。若以 1 g/L 为临界点,鉴别细菌性脑膜炎(增多)和非细菌性脑膜炎(下降)的敏感度为 82%,特异性为 98%。若以 2 g/L 为临界值则其敏感度和特异性分别为 85% 和 100%。

2)神经根病变:为急性感染性多发性神经炎,多数病例 CSF 蛋白增高,而细胞正常或接近正常,呈蛋白-细胞分离现象。

3)颅内和蛛网膜下腔出血:血性 CSF 可使蛋白含量增高,常见于高血压合并动脉硬化、脑血管畸形、动脉瘤、血液病、脑动脉炎及脑肿瘤。

4)颅内占位性病变及蛛网膜下腔梗阻为脑肿瘤、脑脓肿及颅内血肿、脊柱外伤、结核病变、蛛网膜粘连等引起CSF循环受阻。

5)脱髓鞘疾病为多发性硬化症、鞘内免疫球蛋白合成增加。

6)清蛋白比值增高:神经系统疾病均可在不同程度上引起清蛋白比值增多。CSF清蛋白是判断血-脑屏障是否受损的一种较好的指示性蛋白,因为它既不在中枢神经系统内合成,也不在中枢神经系统内代谢。在无血液污染的CSF中的清蛋白是通过血-脑屏障来源于血浆。血-脑屏障通透性增加,CSF中清蛋白含量增加,故清蛋白比值即CSF中清蛋白(mg/L)/血清蛋白(g/L)比值可判断血-脑屏障的损伤程度,其中9.9～14为轻度损伤,15～30为中度损伤,31～100为严重损伤。

(2)CSF蛋白降低:可因大量CSF漏出和鞘内压增加使CSF重吸收增加所致。

(三)葡萄糖定量测定

1.方法评价

目前一般用葡萄糖氯化酶法和糖激酶法,现基本上选糖激酶法为多。正常情况下,脑脊液中葡萄糖含量均为血浆中葡萄糖浓度的60%。目前一般用糖激酶法测定,该方法标本用量少,快速,结果准确可行,特异性较高。

2.参考范围

成人:2.5～4.5 mmol/L;儿童:2.8～4.5 mmol/L。

3.临床意义

(1)CSF葡萄糖降低

1)中枢神经系统细菌或真菌感染:由于细菌、真菌或破坏的细胞释放出葡萄糖分解酶使葡萄糖被消耗,导致糖降低,如急性化脓性脑膜炎,葡萄糖降低出现早且明显,在疾病发展到高峰时葡萄糖可为零;结核性脑膜炎或真菌性脑膜炎,CSF中葡萄糖降低多发生于中期、晚期,葡萄糖含量越低,预后越差;病毒性脑炎时,CSF葡葡糖多无明显变化，借此可以鉴别诊断。将 CSF/葡萄糖比值<0.4 为临界值，鉴别细菌性与非细菌性脑膜炎的灵敏度和特异性分别为 80% 和 98%。另外，此比值还可作为判断神经系统感染性疾病预后的指标，比值越低，疾病越严重，预后越差。

2）脑寄生虫病：如脑囊虫病、血吸虫、肺吸虫病、弓形虫病等均可使葡萄糖降低。

3）颅内肿瘤：常见于髓细胞瘤、星形细胞瘤、脑膜瘤及脑膜肉瘤等。因脑膜肿瘤可阻止葡萄糖通过血-脑屏障，并且癌细胞可分解葡萄糖，故 CSF 葡萄糖下降。特别是恶性肿瘤，CSF 中葡萄糖降低甚至消失。

4）蛛网膜下腔出血：由于细胞坏死或红细胞破坏，释放出大量糖酵解的酶类，进一步催化糖酵解，故 CSF 葡萄糖下降。

5）其他各种原因引起血糖升高等。

（2）葡萄糖升高：主要为血糖升高，见于糖尿病、早产儿或新生儿、下丘脑损害等患者。

（四）脑脊液氯化物的测定

正常情况下，CSF 中氯化物（主要是氯化钠）含量高于血中氯化物，比血中氯化物含量高 20% 左右。现在氯化物测定的常规方法是离子选择性电极法，其准确度和精密度良好，可自动化测定，临床上应用较为广泛。

1. 参考范围

成人：120 ~ 130 mmol/L；儿童：111 ~ 123 mmol/L。

2. 临床意义

（1）氯化物降低：常见于脑部细菌或真菌感染。如化脓性脑膜炎、结核性脑膜炎及真菌性脑膜炎。尤其是结核性脑膜炎时，CSF 中氯化物降低尤为明显，另见于低氯血症。当脑脊液氯化物含量低于 85 mmol/L 时，有可能导致呼吸中枢抑制，因此，脑脊液氯化物含量明显降低应引起高度重视并及时采取相应措施。

(2)氯化物升高:主要见于高氯血症、呼吸性碱中毒等。病毒性脑膜炎的 CSF 氯化物可正常或稍增高。

第二节 痰液和支气管肺泡灌洗液检验

一、痰液检验

痰液是肺泡、支气管和气管分泌物,痰液检查对某些呼吸系统疾病,如肺结核、肺吸虫、肺部肿瘤、支气管哮喘、支气管扩张和慢性支气管炎等诊断、疗效观察和预后判断有一定价值。

(一)痰液标本的采集与处理

1. 痰常规标本

嘱患者晨起用清水漱口,然后用力咳出 1 ~ 2 口痰液,盛于蜡纸盒或广口容器内。如查癌细胞,容器内应放 10% 甲醛溶液或 95% 乙醇溶液固定后送检。

2. 痰培养标本

清晨痰量多,含菌量亦大,嘱患者先用复方硼砂含漱液,再用清水漱口,除去口腔中细菌,深吸气后用力咳出 1 ~ 2 口痰液盛于灭菌培养皿或瓶中,及时送检。

3. 24 h 痰标本

容器上贴好标签,注明起止时间,嘱患者将晨 7 时至次日 7 时的痰液全部留在容器中送检,不可将漱口液、唾液等混入。

4. 注意事项

痰液标本收集法因检验目的不同而异,主要用自然咳痰法。采集容器须加盖,痰液勿污染容器外(用不吸水容器盛留)。

(1)痰液一般检查:应收集新鲜痰,以清晨第一口痰为宜。患者起床后刷牙、漱口(用 3% H_2O_2 及清水漱 3 次),用力咳出气管深处呼吸道分泌物，勿混入唾液、鼻咽分泌物和漱口水，及时送检。适用于常规检验、一般细菌检验、结核菌检验。

（2）细胞学检查：用上午 9～10 点深咳痰液及时送检（清晨第一口痰在呼吸道停留时间久，细胞可发生自溶破坏或变性而结构不清），应尽量送含血痰液。

（3）浓缩法找抗酸杆菌：应留 24 h 痰（量不少于 5 mL），细菌检验应避免口腔、鼻咽分泌物污染。

（4）幼儿痰液收集困难时，可用消毒棉拭子刺激喉部引起咳嗽反射，用棉拭子采取标本。

（5）对无痰或少痰患者可用经 45 ℃加温 100 g/L 氯化钠水溶液雾化吸入，促使痰液咳出。对小儿可轻压胸骨柄上方，诱导咳痰；昏迷患者可清洁口腔后用负压吸引法吸取痰液。

（6）观察每日痰排出量和分层时，须将痰放入广口容器内，可加少量苯酚防腐。

（7）标本不能及时送检，可暂时冷藏保存，但不宜超过 24 h。

（8）检验完毕后，标本及容器应按生物危害物处理。

（二）痰液理学检验

痰液理学检验有检测痰液的量、颜色、气味、性状等理学指标，为呼吸系统疾病诊断及疗效判断提供依据。

1. 结果判定

（1）量：以 mL/24 h 计，无痰或仅有少量泡沫样或黏液样痰。

（2）颜色白色或灰白色。

（3）气味无特殊气味。

（4）性状呈泡沫状或稍黏稠。

（5）无异物。

2. 临床意义

（1）量：增多见于慢性支气管炎、支气管扩张、肺脓肿、肺结核、脓胸和支气管破裂。

（2）颜色：黄色或黄绿色见于呼吸道化脓性感染；铁锈色见于大叶性肺炎；咖啡色见于阿米巴脓肿；绿色见于铜绿假单胞菌感染、肺肿瘤；红色见于急性心力衰竭、肺梗死、出血、肺结核或肺肿瘤等。

（3）性状：黏液性见于气管炎、哮喘、大叶性肺炎等；浆液性见于肺水肿；脓性见于肺脓肿、脓胸、支气管扩张等；黏液脓性见于慢性支气管炎、支气管扩张、肺结核等；浆液脓性见于肺脓肿、肺组织坏死等；血性见于肺结核、肺吸虫、支气管扩张等；支气管管型见于大叶性肺炎、慢性支气管炎、纤维性支气管炎；痰块见于慢性支气管炎、支气管扩张等。

（三）痰液有形成分分析

1. 试剂与器材

（1）革兰氏染液、瑞-吉染液、H-E 染液和巴氏染液。

（2）显微镜、载玻片、盖玻片和培养皿。

2. 操作

（1）直接涂片法

1）制备涂片：将痰液滴于载玻片上，加盖玻片。

2）显微镜观察：先低倍镜观察全片，再用高倍镜观察视野内白细胞、红细胞和上皮细胞等有形成分。

（2）涂片染色法

1）制备和固定涂片：常规制备痰液涂片，用固定液固定 10 min。

2）染色：根据不同的目的做不同染色。

3）显微镜观察：先低倍镜观察全片，再用高倍镜观察各种有形成分及其形态变化。

3. 结果判定

正常情况下，痰液中无红细胞，可见少量上皮细胞、白细胞和肺泡巨噬细胞，如找到其他有形成分应如实报告。

4. 临床意义

（1）红细胞：在脓性、黏液性、血性痰中可见，且多已破坏，形态不完整。

（2）白细胞：中性粒细胞增多见于炎症，且多已退化、变形。嗜酸性粒细胞增多见于支气管哮喘、过敏性支气管炎和肺吸虫病等。

（3）上皮细胞：鳞状上皮细胞见于急性喉炎；柱状上皮细胞见于支气管哮喘、急性支气管炎。

（4）弹力纤维：为均匀细长、弯曲、折光性强、轮廓清晰条状物，末端分叉，无色或微黄，加 10 g/L 伊红乙醇溶液 1 滴可染成红色，植物纤维不着色。见于肺脓肿和肺癌患者。

（5）夏科-雷登结晶：为菱形无色透明结晶，两端尖长，大小不等，折光性强，实质为破裂融合嗜酸性粒细胞颗粒。常与嗜酸性粒细胞、库什曼螺旋体并存。见于肺吸虫病和支气管哮喘等。

（6）肺泡巨噬细胞：肺泡巨噬细胞存在于肺泡间隔内，可通过肺泡壁进入肺泡，为大单核细胞或肺泡上皮细胞。吞噬尘粒和其他异物后形成尘细胞或载碳细胞，见于过量吸烟、烟尘环境中生活；吞噬红细胞后称为含铁血黄素细胞或心力衰竭细胞，见于肺部长期淤血、心力衰竭、肺炎、肺气肿、肺栓塞、肺出血。

（7）肿瘤细胞：见于原发性或转移性肺癌。

（8）寄生虫和虫卵：可查到阿米巴滋养体、卡氏肺孢子虫、细粒棘球蚴和多房棘球蚴，当肺内寄生的棘球蚴囊壁破裂时，患者痰中可查到原头蚴和囊壁碎片。卫氏并殖吸虫卵，尤其是有脓血性痰的肺吸虫患者多能查到虫卵。

（9）细菌检查：取痰液涂片，干燥后行革兰氏染色，查找细菌、螺旋体、梭形杆菌和真菌等；用抗酸染色找抗酸杆菌。出现真菌孢子见于严重免疫功能低下者、广谱抗生素及肾上腺皮质激素的大剂量使用、严重糖尿病、白血病和白细胞减少患者继发感染。

二、支气管肺泡灌洗液检验

支气管肺泡灌洗液是利用纤维支气管镜，对肺段、亚肺段进行灌洗后，采集的肺泡表面黏液。对支气管肺泡灌洗液进行细胞学及微生物、寄生虫的病原学检查，对呼吸系统疾病尤其是下呼吸道疾病的诊断定位、病情观察、预后判断、发病机制的研究均有重要价值。

(一)支气管肺泡灌洗液标本的采集与处理

(1)支气管肺泡灌洗液由临床医生行纤维支气管镜检查时采集。经单层纱布过滤去除黏液，800 r/min 离心 10 min 后，上清液用于化学和免疫学检查，沉淀物用于显微镜检查。

(2)用于微生物检查的标本须严格无菌操作，避免杂菌混入。支气管肺泡灌洗液须符合下列要求：①达到规定的回收比例，回收率40%以上；②不可混有血液，红细胞数<10%；③上皮细胞一般<3%。

(二)支气管肺泡灌洗液有形成分分析

支气管肺泡灌洗液有形成分分析包括细胞学检查、微生物学、寄生虫学检查和细胞免疫检查，对临床呼吸系统疾病的诊断、治疗及疗效观察有很大的帮助。

1. 细胞学检查

(1)原理：有核细胞须计数除上皮细胞、红细胞外的所有细胞，细胞分类可用沉淀物制成涂片进行。

(2)参考区间：正常支气管肺泡灌洗液中的有核细胞为$(5\sim10)\times10^9/L$，肺泡吞噬细胞为>90%，淋巴细胞为1%～5%，中性粒细胞≤2%，嗜酸性粒细胞<1%，无癌细胞。

(3)临床意义：中性粒细胞增多见于细菌感染；淋巴细胞增多见于病毒感染等；嗜酸性粒细胞增多见于支气管哮喘、嗜酸性粒细胞增高性肺炎等。淋巴细胞增多时可行淋巴细胞亚群分析。检查出癌细胞有利于肺部肿瘤的诊断。

2. 微生物检查

(1)涂片：支气管肺泡灌洗液的非病原性杂菌很少，不含气管和左右大支气管的分泌物，因此，涂片检查病原菌的意义较大。

(2)培养：适用于细菌、真菌等病原微生物的培养。培养细菌数≥10 cfu/mL 时，有临床意义。

3. 寄生虫学检查

痰液中寄生虫虫卵检出率低，但支气管肺泡灌洗液对卡氏肺孢子虫、卫氏并殖吸虫检出率高。

4. 细胞免疫检查

支气管肺泡灌洗液中定量测定 CD3 和 CD4 阳性 T 细胞比率是最常用的项目，可用于检测肉瘤样病。通常采用流式细胞仪进行检测。测定 CD1a 阳性细胞有助于朗格汉斯组织细胞增多症的诊断，但肺泡巨噬细胞也会表达此类抗原。

第三节　生殖系统分泌物检验

一、精液检验

精液是男性生殖器官和附属性腺分泌液体，主要由精子和精浆组成。精液检验包括理学检验、化学检验、有形成分分析等，为男性生殖系统疾病的诊断、预后判断以及男性生育能力的评价提供依据。

(一)精液标本的采集与处理

1. 精液标本的采集

(1)采样前禁欲时间为 2 ~7 d。如需多次采集标本，每次禁欲时间天数均应尽可能一致。3 个月内至少应检查 2 次，2 次间隔时间应>7 d,但不超过3周。

(2)应提供患者关于精液标本采集的清晰的书面和口头的指导,应强调精液标本采集必须完整,应要求患者告知精液标本是否有部分丢失的情况。

(3)使用专用或指定清洁干燥广口带刻度容器收集精液。仅在特殊情况下,可使用专门为采集精液设计的无毒性避孕套来采集标本。

(4)容器应保持在20~37 ℃环境中,并尽快送检。容器必须注明患者姓名和(或)识别号(标本号或条码)、标本采集日期和时间。

(5)应将一次射精精液全部送检。如标本不完整,应在检验报告中注明。

2.精液标本的处理

收到标本记录留取时间后,应立即加盖保存于37 ℃环境中观察液化时间。精液内可能含有HBV、HIV和疱疹病毒等,故精液和相关使用过的器材应按潜在生物危害物进行处理。

(二)精液理学检验

通常,精液理学检验包括以下步骤:①开始5 min,将标本容器置于37 ℃环境,待精液液化;②30~60 min,评估精液液化时间、外观、精液量、精液pH值、精子活力、精子数量、精子存活率、混合抗球蛋白反应试验、过氧化物酶试验和免疫珠试验;③3 h内,标本送至微生物实验室;④4 h后,评估精子形态学,如需要则测定附属性腺标志物和间接免疫珠试验。理学检查包括精液外观、精液量、黏稠度、液化时间和酸碱度等。

1.精液外观

正常精液外观呈均质性、灰白色,精子浓度非常低时,精液略显透明。有红细胞时(血精)精液呈红褐色,黄疸患者和服用维生素或药物者的精液可呈黄色。

2. 精液量

正常一次射精精液量为1.5~6.8 mL。推荐采用称重法测量精液量;或将精液标本直接采集到一个改良的广口带刻度玻璃量杯中,直接从刻度上读取精液体积(精确到0.1 mL),不推荐将精液吸到移液管或注射器,或倒入量筒来测量体积。精液量减少见于射精管阻塞、先天性双侧输精管缺如或精囊腺发育不良,也可能是采集问题、不完全逆行射精或雄激素缺乏。精液量增多见于附性腺活动性炎症。

3. 黏稠度

精液液化后,用一次性广口径(直径约1.5 mm)移液管吸入精液,然后让精液靠重力滴落,观察拉丝长度。或将一玻璃棒插入标本,提起玻璃棒,观察拉丝长度。正常精液形成不连续的小滴,拉丝长度2 cm。黏稠度增加干扰精子活力、精子浓度、精子表面抗体和生化标志物的检测。

4. 液化时间

精液射到收集容器后很快呈现典型的半固体凝胶的团块。通常,在室温或37 ℃孵箱内几分钟内,精液开始液化(变得稀薄),精液标本在15 min内常完全液化,很少超过60 min。若液化时间超过60 min则为异常,应做记录。正常液化的精液标本可能含有不液化的胶冻状颗粒,无任何临床意义。

5. 酸碱度

pH值应在液化后测量,最好在30 min后,宜使用测量范围为6.0~10.0的pH试纸来测量酸碱度。正常精液pH值为7.2~8.0(平均7.8)。pH值<7.0并伴有精液量减少和精子数量少,可能存在射精管阻塞、先天性双侧输精管缺如或精囊腺发育不良。pH值增高不能提供有用的临床信息。

(三)精浆果糖测定

1. 原理

间苯二酚显色法:果糖与间苯二酚在加热条件下可生成红色

化合物，经与标准曲线比较，可得到样本中果糖含量。

2. 试剂

(1)0.175 mol/L $ZnSO_4 \cdot 7H_2O$:50.2 g/L $ZnSO_4$，加蒸馏水至1 L。

(2)0.150 mol/L $Ba(OH)_2 \cdot 8H_2O$:47.3 g/L $Ba(OH)_2$，加蒸馏水至1 L。

(3)1 g/L间苯二酚：分析纯间苯二酚11 g，加95%乙醇1 L配制。

(4)10 mol/L HCl：于87 mL蒸馏水中加入浓HCl 413 mL。

(5)果糖标准储存液:50 mg果糖加蒸馏水至100 mL。

(6)果糖标准液：果糖标准储存液1 mL，加蒸馏水至10 mL。

3. 操作

(1)取精浆0.1 mL，加蒸馏水2.9 mL，混匀，加0.5 mL 0.15 mol/L $Ba(OH)_2$，0.5 mL 0.175 mol/L $ZnSO_4$，混匀，静置5 min，离心取上清液备用。

(2)90 ℃水浴10 min，流水冷却，490 nm，空白管调零，读取吸光度。

4. 结果判断

果糖(g/L)=(测定管吸光度/标准管吸光度)×2。

5. 参考区间

0.87～3.95 g/L。

6. 临床意义

降低见于精囊腺炎和雄激素分泌不足；缺如见于先天性精囊腺缺如、逆行射精等。

二、前列腺液检查

前列腺液是精液的重要组成部分，约占精液量的30%。通过前列腺按摩术采集的前列腺液常混有精囊液，这是因为按摩时可能触及精囊所致。疑为前列腺结核、脓肿或肿瘤的患者禁忌前列腺按摩。前列腺液成分较复杂,含有多种无机离子和有机化合物,其中前列腺特异抗原是前列腺癌的肿瘤标志物之一。但用于前列腺癌的诊断,前列腺酸性磷酸酶则更为灵敏、特异。此外,前列腺液中还含有卵磷脂小体、少量上皮细胞和白细胞等有形成分。

前列腺液检查主要用于慢性前列腺炎的诊断、病原微生物检查及疗效观察等,也可用于性病的检查。

(一)标本收集

令患者排尿后,用前列腺按摩法,取胸卧位,手指从前列腺两侧向正中方向按摩,再沿正中方向向尿道外挤压。如此反复数次,再挤压会阴部尿道,即可见有白色黏稠性液体自尿道口流出。用小试管或玻璃片承接标本送检。当标本过少时要及时检验,防止标本干涸。

严格地讲,用此种方法留取的标本应称为前列腺精囊液,它不能代表在射精时排到。精液中的前列腺"刺激分泌液",这两种液体的生化成分很可能不同,因为在性兴奋过程中某些化合物加速分泌,且性高潮时由于前列腺收缩,会使分泌物全部排空,而用前列腺按摩法留取的标本只是其中的一部分。由于前列腺有许多小房,按摩时不一定能把炎症部分挤出,因此,可能首次检查正常的前列腺液,复查时又可见到成堆的白细胞,故前列腺液检查常需重复。如患生殖系统结核,不适宜做前列腺按摩,防止引起结构扩散。

(二)一般性状检查

正常成年男性经前列腺按摩一次可采集数滴至 2 mL 前列腺液。前列腺炎时数量多减少,甚至采不出。正常的前列腺液较稀薄,呈淡乳白色。前列腺病变时(如前列腺炎、前列腺癌)可出现红色黏丝样或浅黄色脓样液体。前列腺液的 pH 值为 6.3~6.5,

超过50岁时稍增高。前列腺液中混入精囊液较多时pH值也增高。

(三)显微镜检查

1. 卵磷脂小体

卵磷脂小体呈圆形或卵圆形,折光性强,大小不均匀,体积多大于血小板,卵磷脂小体在正常前列腺液涂片上均匀分布,布满视野。

前列腺炎时卵磷脂小体减少,分布不均,有成簇分布现象,严重者卵磷脂小体可消失。

2. 血细胞

正常前列腺液内有少数白细胞,但无红细胞,白细胞一般<10个/高倍视野。临床上白细胞数如>10个/高倍视野或成堆出现,即可诊断为慢性前列腺炎。如前列腺内大量出现红细胞,见于精囊炎、前列腺化脓性炎症、前列腺癌或按摩时用力过重引起的出血。

3. 滴虫

滴虫见于滴虫性前列腺炎。

4. 前列腺颗粒细胞

前列腺颗粒细胞的胞体较大,所含的卵磷脂颗粒较多,可能是吞噬了卵磷脂颗粒的吞噬细胞,正常前列腺液中此种细胞不超过1个/HP。

前列腺炎时颗粒细胞可增多数倍至10倍,老年人的前列腺液中也可见到此种细胞增多。

5. 淀粉颗粒

淀粉颗粒为圆形或卵圆形,具有同心圆线纹的层状结构,颜色呈微黄色或褐色,其中心常含有碳酸钙沉积物。

淀粉颗粒如与胆固醇结合可形成结石。前列腺液中的淀粉样小体随年龄增长呈递增趋势,但无临床意义。

6. 精子

可能因精囊受挤压而排出，而非存在泌尿生殖系统疾病，因此并无临床意义。

7. 细菌

前列腺患者，其前列腺液内可以找到细菌。以葡萄球菌为常见，链球菌次之，此外，在前列腺结核患者中可以查到结核杆菌，如已确诊生殖系统结核时，不宜做此项检查，以防引起扩散。

三、阴道分泌物检验

阴道分泌物是女性生殖系统分泌的液体，主要由阴道黏膜、宫颈腺体、前庭大腺及子宫内膜的分泌物混合而成，俗称白带。

在生理状态下，健康女性的阴道本身具有自净作用，可防御外界病原微生物的侵袭。正常阴道分泌物应呈弱酸性，阴道乳酸杆菌较多，鳞状上皮较多，而白细胞或脓细胞较少，球菌较少见到。当上述这种自然的防御机制受到破坏后，病原菌即可趁机而入，从而引起阴道炎症。阴道分泌物的检查常用于雌激素水平的判断和女性生殖系统炎症、肿瘤的诊断及性传播疾病的检查。

（一）标本采集和处理

阴道分泌物由妇产科医师采集。根据不同的检查目的可自不同部位取材。一般采用消毒刮板、吸管、棉拭子自阴道深部或穹隆后部、宫颈管口等部位采集分泌物，浸入盛有生理盐水 1 ~ 2 mL 的试管内，立即送检。分泌物制成生理盐水涂片，以 95% 乙醇固定，经吉姆萨、革兰氏或巴氏染色，进行病原微生物和肿瘤细胞筛查。

标本采集前，患者应停用干扰检查的药物，月经期间不宜进行阴道分泌物检查。检查前 24 h 内禁止盆浴、性交、局部用药及阴道灌洗等。标本采集容器和器材应清洁干燥，不含任何化学药品或润滑剂。采集用于细菌学检查标本，应无菌操作。标本采集后要防止污染。检查滴虫时，应注意标本保温（37 ℃），立即送检。

(二)检验方法

1.理学检查

正常阴道分泌物为白色稀糊状、无气味、量多少不等,其性状与生殖器充血情况及雌激素水平高低有关。①临近排卵期,白带清澈透明,稀薄似蛋清,量多。②排卵期2~3 d后,混浊黏稠,量减少。③行经前,量又增加。④妊娠期,量较多。⑤绝经期后,阴道分泌物减少,因雌激素减少、生殖器官腺体减少所致。

(1)检测原理:通过理学方法对新鲜阴道分泌物进行检查,观察其颜色与性状,检测其pH值。

(2)操作步骤

1)肉眼仔细观察阴道分泌物的颜色和性状,颜色以无色、红色、黄色或黄绿色等表示,并报告;性状以透明黏性、脓性、血性、水样、奶油状或豆腐渣样等表示,并报告。

2)用pH值试纸检测阴道分泌物的酸碱度,记录其pH值,并报告。

(3)参考区间:无色稀稠状;pH值4.0~4.5。

(4)临床意义

1)大量无色透明黏性白带:常见于应用雌激素药物后和卵巢颗粒细胞瘤时。

2)脓性白带:①黄色或黄绿色,味臭,多见于滴虫或化脓性感染。②泡沫状脓性白带,常见于滴虫性阴道炎。③见于慢性宫颈炎、老年性阴道炎、幼儿阴道炎、阿米巴性阴道炎、子宫内膜炎、宫腔积脓及阴道异物引发的感染。

3)豆腐渣样白带是外阴阴道假丝酵母菌病的特征,患者常伴外阴瘙痒。

4)血性白带:白带带血、血量不等、有特殊臭味,可见于宫颈息肉、子宫黏膜下肌瘤、老年性阴道炎、慢性重度宫颈炎、阿米巴性阴道炎、恶性肿瘤及使用宫内节育器的不良反应等。中老年女性患者，尤应警惕恶性肿瘤。

5）黄色水样白带是病变组织变性坏死所致。常见于子宫黏膜下肌瘤、宫颈癌、宫体癌、输卵管癌等。

6）灰白色奶油样白带：黏稠度很低，稀薄均匀，见于阴道加德纳菌感染。

2. 显微镜检查

（1）检查原理：①湿片法应用显微镜对阴道分泌物湿片进行检查，观察其清洁度和有无阴道毛滴虫、真菌。②染色法进行革兰氏染色，显微镜下观察有无阴道加德纳菌、乳酸杆菌、淋病奈瑟菌等。

（2）操作步骤

1）清洁度检查：①制备涂片。取阴道分泌物适量，滴加 1 滴生理盐水，制备涂片，加盖玻片。②阴道清洁度检查。低倍镜观察整个涂片的细胞等有形成分的分布情况，再用高倍镜检查，根据上皮细胞、白细胞（或脓细胞）、杆菌、球菌的数量，来判断阴道分泌物清洁度，并以Ⅰ～Ⅳ方式报告结果。

2）滴虫检查：若低倍镜观察发现有比白细胞大 2 倍左右的活动小体，再用高倍镜观察。滴虫形态多为顶端宽尾尖细的倒置梨形，未染色时为透明白色小体，且虫体顶端有 4 根前鞭毛，后端有一根后轴柱，体侧有波动膜。虫体的前 1/3 处，有一个椭圆形的泡状核，虫体借助前端四根鞭毛的摆动及波动膜的扑动做螺旋式运动。以未找到滴虫或找到滴虫报告结果。

3）真菌检查：在检查清洁度和滴虫后，于阴道分泌物涂片上加 1 滴 2.5 mol/L KOH 溶液，混匀，加盖玻片。先用低倍镜观察，若发现有菌丝样物，再换高倍镜仔细观察。镜下确定为菌丝和（或）孢子（有时可不见孢子）者，则为真菌。以未找到真菌或找到真菌报告结果。

4）线索细胞检查：阴道鳞状上皮细胞黏附了大量加德纳菌及其他短小杆菌而形成巨大的细胞团，上皮细胞表面毛糙，有斑点和大量细小颗粒，此即为线索细胞。检查清洁度时，高倍镜下观察有无线索细胞，若查见应报告结果。

5）其他微生物检查：取阴道分泌物涂片，作革兰氏染色，低倍镜观察整个涂片的染色情况，再用高倍镜、油镜检查。①乳酸杆菌为革兰氏染色阳性大杆菌，粗短或细长，呈单根、链状或栅状排列；②阴道加德纳菌为革兰氏染色阴性或阳性的球杆菌，呈单个或成双排列；③淋病奈瑟菌为革兰氏染色阴性双球菌，肾形或咖啡豆状，凹面相对。

3. 方法评价

临床常用湿片法，便捷易行，但阳性率较低，重复性较差，易漏检。

4. 质量控制

（1）检验前：载玻片必须干净，生理盐水要新鲜。标本新鲜，防止污染。

（2）检验中：注意及时检查，涂片应均匀平铺，不能聚集成滴状；先用低倍镜观察全片，选择薄厚适宜的区域，再用高倍镜检查；观察标准和报告方式应一致，避免漏检。冬季进行滴虫检查时应注意保温。

（3）检验后：对可疑或与临床诊断不符的标本应进行复查，湿片检查阴性时，必要时应行 Gram 或 Wright 染色，一次阴性不能排除诊断。

5. 参考区间

正常清洁度Ⅰ～Ⅱ度，无滴虫，不见或偶见真菌，乳酸杆菌为6～30个/HP或大于30个/HP，无致病菌和特殊细胞。

6. 临床意义

育龄期妇女阴道清洁度与女性激素的周期变化特点有关。排卵前期，雌激素逐渐增高，阴道上皮增生，糖原增多，乳酸杆菌随之繁殖，pH 值下降，杂菌消失，阴道趋于清洁。当卵巢功能不足（如经前及绝经期后）或病原体侵袭时，可出现与排卵前期相反的情况，阴道易感染杂菌，导致阴道不清洁，故阴道清洁度的最佳判定时间应为排卵期。

Ⅲ级：提示炎症，如阴道炎、宫颈炎。Ⅳ级和Ⅴ级：多见于严重阴道炎，如滴虫性阴道炎、淋菌性阴道炎等。但在细菌性阴道炎时，仅为乳酸杆菌的减少、杂菌的增多，而白细胞不多，上皮细胞却增多，故不能仅用阴道清洁度作为判断是否存在感染的唯一标准，还应该根据不同疾病的诊断标准和检查结果进行综合分析。如果怀疑下列情况可结合其他病原学检查以确诊。

（1）滴虫性阴道炎：多用直接涂片法检查阴道毛滴虫，即用生理盐水悬滴法置于高倍镜下观察；也可以做 Wright 或革兰氏染色检查，用油镜观察虫体结构，可提高检出率；也可以采用培养法和免疫学方法检查，如胶乳凝集试验、单克隆抗体检测、酶联免疫吸附法和多克隆抗体乳胶凝集法等。

（2）加德纳菌阴道炎：正常时阴道内不见或见少许阴道加德纳菌。计算乳酸杆菌和加德纳菌的数量变化，可作为细菌性阴道炎诊断的参考。正常时，乳酸杆菌 6～30 个/HP 或大于 30 个/HP；细菌性阴道炎时，加德纳菌和厌氧菌增加，而乳酸杆菌减少。非细菌性阴道炎时，乳酸杆菌大于 5 个/HP，仅见少许加德纳菌；细菌性阴道炎时，乳酸杆菌小于 5 个/HP 或无乳酸杆菌，但可见到大量加德纳菌以及其他细小的革兰氏阳性或阴性细菌。

细菌性阴道病主要由加德纳菌、各种厌氧菌及支原体等引起的混合感染。其临床诊断标准为：①阴道分泌物稀薄均匀。②分泌物 pH 值大于 4.5。③胺试验阳性。④线索细胞，在阴道分泌物中见到线索细胞是诊断加德纳菌性阴道炎重要指标之一。凡有线索细胞再加上述其他 2 条，诊断即成立。

（3）淋球菌阴道炎：淋病奈瑟菌检查方法有以下几种。①涂片革兰氏染色法。方法便捷，但病情较轻者，涂片中淋球菌较少，形态不典型，又位于细胞之外时，则往往难以下结论。另外，必须从形态上与其他革兰氏阴性双球菌鉴别。②培养法。对于涂片检查阴性而可疑患者，可做淋球菌培养。③淋球菌直接协同凝集反应。便捷而特异性高。④聚合酶链反应（PCR）法。可检测到微量淋球菌的DNA，灵敏度较高，但要防止污染。⑤直接荧光抗体染色法。便捷且死菌也可呈阳性。⑥其他。淋球菌DNA探针、RNA探针和菌毛探针等。目前，还有各种敏感性强、特异性高、简便快速的非放射性标记的检测系统，已成为淋球菌及其抗药性检查的重要方法。

（4）外阴阴道假丝酵母菌病：真菌性阴道炎可通过性交传染。外阴阴道假丝酵母菌病白带呈凝乳状或呈“豆腐渣”样。诊断外阴阴道假丝酵母菌病以找到真菌为依据，可采用湿片直接做阴道分泌物涂片检查，或染色法、培养法检查。

第五章 微生物检验

第一节 细菌检验

细菌培养是一种用人工方法使细菌生长繁殖的技术。细菌在自然界中分布极广,数量大,种类多,它可以造福人类,也可以成为致病的原因。大多数细菌可用人工方法培养,即将其接种于培养基上,使其生长繁殖。培养出来的细菌用于研究、鉴定和应用。细菌培养是一个复杂的技术。培养时应根据细菌种类和目的等选择培养方法、培养基,制定培养条件(温度、pH 值、时间,对氧的需求与否等)。一般操作步骤为先将标本接种于固体培养基上,做分离培养。再进一步对所得单个菌落进行形态、生化及血清学反应鉴定。培养基常用牛肉汤、蛋白胨、氯化钠、葡萄糖、血液等和某些细菌所需的特殊物质配制成液体、半固体、固体等。一般细菌可在有氧条件下,37 ℃中放 18 ~24 h 生长。厌氧菌则需在无氧环境中放 2 ~3 d 后生长。个别细菌如结核菌要培养 1 个月之久。由于细菌无处不在,因此从制备培养基时开始,整个培养过程必须按无菌操作要求进行,否则外界细菌污染标本,会导致错误结果。而培养的致病菌一旦污染环境,就会引起交叉感染。以疾病诊断为目的进行的培养,要选择合适的标本(血、尿、便、分泌物等),并应结合临床情况解释所得结果。

一、细菌的形态学检查

细菌形态学检查在细菌初步鉴定中起到非常重要的作用，通过不同的形态学检查方法可以对细菌进行简单分类，可鉴别细菌有无鞭毛和动力，为下一步的鉴定工作打下了基础。

（一）不染色标本检查法

不染色标本细菌的检查，主要观察细菌的大小、形态和细菌的动力，以区分细菌真正运动与布朗运动，主要方法有悬滴法和压滴法。

1. 悬滴法

用以观察细菌的形态及动力，其方法如下。

(1)取凹玻片，于凹窝周围涂凡士林油或黏度较强浆糊少许。

(2)在盖玻片中央放一接种环细菌的肉汤培养物。

(3)将凹玻片反转，使凹窝对准盖玻片中央并盖于其上，然后翻转玻片，用小镊子或接种环柄轻加压力，使盖玻片与凹窝边粘紧。

(4)将制好的悬滴标本放在显微镜载物台中央，先以低倍镜找到悬滴边缘，将集光器下降，缩小光圈，再换高倍镜观察。

(5)结果有鞭毛的细菌呈真正的运动，无鞭毛的细菌呈布朗运动。

2. 压滴法

(1)用接种环取菌悬液2～3环，置于载玻片中央。

(2)用镊子夹好盖玻片，覆盖菌液上，在放置时，先将盖玻片一边接触菌液，缓缓放下，以不产生气泡为佳。

(3)先以低倍镜找好位置，再以高倍镜观察。

(4)结果观察与悬滴法相同。

(二)染色标本检查法

由于细菌个体微小,其胞浆无色透明,故将其用适当的染料染色后观察,较不染色标本更清楚地显示其大小,形态与构造;还可以借助于各种细菌染色反应的不同而鉴别细菌,和细菌初步分群,染色时又可分单染法和复染法。

1.革兰氏染色法

(1)染色液:①第一液,结晶紫染色液,称取2 g结晶紫放于研钵中,加4 mL 95%乙醇,研磨后加400 mL蒸馏水即成。②第二液,卢戈氏碘液,由以下各试剂配成:称取碘5 g,碘化钾10 g,蒸馏水400 mL,5%碳酸氢钠水溶液100 mL,将以上试剂混合溶解贮于棕色瓶中备用。③第三液,95%酒精。④第四液,碱性复红饱和液,称取碱性复红8.2 g溶于95%酒精100 mL中。取碱性复红饱和液10 mL加蒸馏水90 mL或加5%石碳酸溶液90 mL即成应用液。

(2)染色法:①取去脂载玻片一张,在中央部位滴一小滴生理盐水(无菌),用取菌环刮取纯培养菌落或菌苔少许,于生理盐水中涂抹均匀,空气中自然干燥,火焰固定,一般将标本面通过火焰3次为佳,待片子凉后。②滴加第一染液1 min,水洗。③滴加第二液作用1 min,水洗。④用第三液即95%酒精脱色至无紫色流出时,水洗。⑤滴加第四液碱性复红液染30 s,水洗干燥后镜检。

(3)结果:革兰氏阳性菌呈深紫色,革兰氏阴性菌呈红色或淡红色。

2.抗酸染色法

(1)染色液:①第一液石碳酸复红液,用碱性石碳酸复红液(饱和)10 mL加5%碳酸水溶液90 mL配制而成。②第二液3%盐酸酒精溶液(脱色剂),取浓盐酸3 mL加到95%酒精97 mL内混合配制而成。③第三液碱性美蓝液(复染液),用0.01%氢氧化钾溶液100 mL加美蓝酒精饱和液(95%酒精100 mL加美蓝2 g)

30 mL 混合配制而成。

(2)染色法:①涂抹标本,空气中干燥或用特制的低温干燥器进行干燥,火焰固定。②于标本上滴加石碳酸复红染液,覆盖整个标本区,放在可调温控温的电热板上或在酒精灯上加热,在加热中不可使之沸腾,并可随时补充染液,染 6 min,倾去残液水洗。③用 3% 酒精脱色至不再有红色液体为止,标本区域内呈浅红色,用流水冲洗。④用碱性美蓝液复染 3 min,水洗,干燥镜检。

(3)结果:抗酸性细菌呈红色,如结核杆菌等。其他细菌及细胞染成蓝色。

3. 鞭毛染色法

(1)染色液:①第一液,钾明矾饱和水溶液 20 mL,20% 鞣酸水溶液 10 mL,蒸馏水 10 mL,95% 酒精 15 mL,碱性复红酒精饱和溶液(0.9 g 碱性复红加 10 mL 酒精研磨)3 mL,将上述试剂及染液混合,边加边摇动混匀。②第二液,美蓝 0.1 g,硼砂 1 g,蒸馏水 100 mL,将美蓝、硼砂溶解于蒸馏水中备用。

(2)染色法:取经过去油脂的新载物玻璃片,临用前在火焰上过 3 次。供染色用的菌种先接种肉汤,放 37 ℃培养 12 h,取肉汤培养物 2 mL,加等量蒸馏水混匀,以 2 000 r/min 离心沉淀 5 min;弃上清液,沉淀物再加蒸馏水 4 mL,同样离心沉淀,反复 3 次,最后一次的沉淀物再加蒸馏水 0.5 mL,取一滴滴到预置的玻片中央自然干燥,待染。另一种方法是在预处理好的玻片上滴一滴蒸馏水,用取菌环从半固体上取幼龄菌落,将带有幼龄菌的取菌环往蒸馏水中轻轻一蘸即离去。不得用取菌环研磨,以免鞭毛被研磨掉,自然干燥后待检。干燥后用第一染液染 10 min,水洗,第二染液染 3 min 水洗,干燥,用油镜检查。

(3)结果:菌体呈蓝紫色,鞭毛呈紫红色。

4. 荚膜染色法

(1)染液:3% 沙黄水溶液(乳钵研磨溶解)。

（2）方法：将已固定的细菌涂片滴加染液，用火焰加温至60～80 ℃维持3 min，冷后水洗干燥后镜检。

（3）结果：菌体呈褐色，荚膜呈黄色。

5. 芽孢染色法

（1）染色液：①第一液石碳酸复红液（配制见抗酸染色法）。②第二液5%亚硫酸钠溶液。③第三液1%美蓝溶液。

（2）染色法：①将已固定的细菌涂片加一液，染3～5 min，水洗。②用5%亚硫酸钠溶液处理30 s，水洗。③用1%美蓝溶液复染1 min，水洗待干镜检。

（3）结果：芽孢染成鲜红色，菌体呈蓝色。

6. 异染颗粒染色法

（1）染色液：①第一液，甲苯胺蓝0.15 g，孔雀绿0.2 g；冰醋酸1 mL，95%酒精2 mL、100 mL，将甲苯胺蓝和孔雀绿放在研钵内加酒精研磨使其溶解，再边研边加含醋酸的水，充分溶解后，储于瓶中，放室温过夜，用滤纸过滤备用。②第二液，碘2 g，碘化钾3 g，蒸馏水300 mL，混合溶解后备用。

（2）染色法：涂抹标本于载物片上，空气中自然干燥火焰固定。加第一液染3～5 min，如室温较低时还可延长一定时间，水洗。加第二液染1～2 min，水洗干燥镜检。

（3）结果：菌体呈淡绿色，异染颗粒呈黑色。

7. 美蓝染色法

（1）染色液：称取美蓝2 g，溶于95%酒精100 mL中，使成饱和液，取饱和液30 mL，再加入蒸馏水100 mL及10%氢氧化钾水溶液0.1 mL即成。

（2）染色法：将涂片固定后滴加美蓝液于玻片上，染1～2 min，水洗，干燥，待检。

（3）结果：此法为单染色法，菌体染成深蓝色，细胞染成蓝色，常用于脑膜奈瑟菌、淋病奈瑟菌、白喉棒状杆菌。

8. 金胺染色法

(1)染色液:5%石碳酸金胺液,比例1∶1 000碱性美蓝液,4%盐酸酒精液。

(2)染色法:按常规涂片,干燥后火焰固定。①滴加金胺液,加温使之出现蒸气,染色5 min后水洗。②盐酸酒精液脱色30 s,水洗。③以1∶1 000过锰酸钾液处理5 s水洗。④用美蓝液染30 s水洗干后镜检。

(3)结果:结核分枝杆菌菌体发出黄绿色荧光,此法可用于麻风分枝杆菌、淋病奈瑟菌和某些螺旋体等。

9. 墨汁染色法

(1)染色液:墨汁,宜选印度墨汁或国产优质墨汁。

(2)染色法:取含有螺旋体的标本或含有带荚膜真菌标本,如浸出液等1滴与墨汁1滴混合制成推片和血片,待镜检。

(3)结果:螺旋体无色发亮,背景为黑色,如带有荚膜的真菌或细菌可出现菌体无色,周围绕以无色发亮、有折光的宽广荚膜带,背景为黑色。

二、常见细菌检验

(一)厌氧球菌

厌氧球菌是临床厌氧感染的重要病原菌,约占临床厌氧菌分离株的25%,其中主要包括革兰氏阳性的消化球菌属、消化链球菌属以及革兰氏阴性的韦荣球菌属。

1. 消化球菌属

黑色消化球菌是消化球菌属中唯一的菌种。

(1)临床意义:黑色消化球菌通常寄居在女性阴道处,偶见于临床其他标本。该菌常与需氧菌混合引起腹腔感染、肝脓肿、外阴感染、阴道及盆腔感染等。

(2)微生物学检验:为革兰氏阳性球菌,直径0.3~1.3 μm,单个、成双、短链或成堆排列，无芽孢，无荚膜。专性厌氧，生长缓慢，厌氧培养2～4 d形成黑色不溶血的小菌落。不发酵糖，触酶阳性，靛基质试验、尿素酶试验、硝酸盐还原试验均阴性。对青霉素、红霉素、氯霉素、洁霉素、四环素及甲硝唑敏感。

标本黑色有臭味是该细菌感染的重要特点。接种血琼脂平板，同时接种含血清硫乙醇酸盐培养基或庖肉培养基，经厌氧培养2～4 d后，观察菌落形态，革兰氏染色观察菌体形态和排列做出初步报告。根据生化反应、抗菌药物敏感试验以及气液相色谱分析代谢做出最后报告。

2. 消化链球菌属

消化链球菌属由厌氧消化链球菌、不解糖消化链球菌等9个菌种组成，代表菌为厌氧消化链球菌。

（1）临床意义：在临床标本中以厌氧消化链球菌最常见。可引起人体各部组织和器官的感染；常与金黄色葡萄球菌或溶血性链球菌协同引起严重的创伤感染，称厌氧链球菌肌炎。该菌亦可通过原发病灶如口腔、牙周等引起细菌性心内膜炎。在临床标本分离株中，消化链球菌占20%～35%，仅次于脆弱类杆菌。

（2）微生物学检验：革兰氏阳性球形或卵圆形，大小不等，菌体直径0.3～1.0 μm，常呈双或呈短链状排列。无鞭毛，无芽孢，无荚膜。专性厌氧，在35～37 ℃、pH值7～7.5时生长最佳。营养要求较高，需羊血和血清培养基才能生长。在厌氧血平板上，菌落直径0.5～1.0 mm、灰白色、凸起、不透明、边缘整齐，一般不溶血，偶有甲型或乙型溶血。生化反应不活泼，在硫乙醇酸钠液体培养基中，呈颗粒状沉淀生长。在其平板上生化反应较为明显，吐温-80可促进其生长。触酶阴性，发酵葡萄糖，不发酵乳糖，不水解胆汁七叶苷，吲哚、尿素酶、硝酸盐还原试验均为阴性，对多聚茴香磺酸钠（SPS）特别敏感。

本属细菌的培养物常有恶臭气味。通过形态、染色、培养特性、生化反应等可与黑色消化球菌鉴别。

3. 韦荣球菌属

韦荣球菌属为革兰氏阴性厌氧球菌。韦荣球菌属有9个种，其中小韦荣球菌和产碱韦荣球菌最常见。

(1)临床意义：韦荣球菌是口腔、咽部、胃肠道和女性生殖道的正常菌群，为条件致病菌。临床标本可采自软组织脓肿和血液。临床分离率小于1%。小韦荣球菌可引起上呼吸道感染，而产碱韦荣球菌多见于肠道感染。

(2)微生物学检验：韦荣球菌属形态相似，为革兰氏阴性球菌。直径0.3～0.5 μm，多排列成对、近似奈瑟球菌。无鞭毛、无芽孢、专性厌氧。血琼脂平板上生长良好，培养48 h后，形成直径1～2 mm圆形、凸起、灰白色或黄色混浊菌落，不溶血；在硫乙醇酸盐肉汤中混浊生长，产生小气泡。新鲜培养物立即置紫外线下照射，菌落可显红色荧光，接触空气后荧光消失。生化反应不活泼，不分解糖类，还原硝酸盐。

取临床标本做直接涂片，如发现革兰氏阴性小球菌、成对或短链或不规则排列，疑为韦荣球菌。分离培养时可用血琼脂平板，厌氧血琼脂平板或韦荣球菌培养基，分别在需氧和厌氧环境中培养2～3 d观察结果。同时可接种硫乙醇酸盐肉汤或庖肉培养基，观察生长情况与形态，并做生化反应进行鉴定。

(二)葡萄球菌属

葡萄球菌属广泛分布在自然界，存在于环境、空气、牛奶、食品及人体和动物体。在动物体内葡萄球菌主要存在于哺乳动物和鸟类的皮肤、皮肤腺体和黏膜上，也可在宿主的口腔、血液、乳腺、肠道、泌尿生殖道和上呼吸道发现。葡萄球菌可能与宿主有互利或共生的关系。葡萄球菌是医院感染的重要微生物，可通过皮肤伤口、针刺或医疗器械直接植入而进入宿主组织，导致感染发生。另外，葡萄球菌也是化脓性感染的最常见病原菌。

1. 分类学特征

伯杰鉴定细菌学手册将葡萄球菌归属于微球菌科、葡萄球菌属。以往根据生化反应和产生色素不同,将其分为金黄色葡萄球菌、表皮葡萄球菌和腐生葡萄球菌 3 个种。Kloos 和 Schleifer 1975 年根据对糖类的分解、牛红细胞溶解、凝固酶、硝酸盐还原等试验将葡萄球菌分为 10 个种,增加了模仿葡萄球菌、孔氏葡萄球菌、木糖葡萄球菌、溶血葡萄球菌、华纳氏葡萄球菌、人葡萄球菌和头状葡萄球菌。《伯杰氏系统细菌学手册》(1986 年)已增加至 20 种,到 1989 年又增加了一些新的种别。《伯杰氏鉴定细菌学手册》报告葡萄球菌属包括致病与非致病的葡萄球菌 32 个种、15 个亚种。数十年来,研究者根据形态、色素、产生的酶和毒素、生化反应和 DNAG+C 含量、核酸杂交等对葡萄球菌的分类和鉴定做了不懈努力,迄今已有 35 个种,17 个亚种。

在葡萄球菌中,除中间葡萄球菌可产生血浆凝固酶,猪葡萄球菌产血浆凝固酶不定外,只有金黄色葡萄球菌能产生血浆凝固酶,称为血浆凝固酶阳性的葡萄球菌,其余统称为凝固酶阴性葡萄球菌。60% ~70% 的金黄色葡萄球菌可被相应噬菌体裂解,表皮葡萄球菌不敏感。用噬菌体可将金黄色葡萄球菌分为 4 ~5 组 26 型。肠毒素型食物中毒由Ⅲ和Ⅳ群金黄色葡萄球菌引起,Ⅱ群对抗生素产生耐药性的速度比Ⅰ和Ⅳ群缓慢很多。造成医院感染严重流行的是Ⅰ群中的 52、52A、80 和 81 型菌株。引起疱疹性和剥脱性皮炎的菌株通常是Ⅱ群 71 型。另外还可利用质粒大小、抗原结构血清学和抗生素等方法对葡萄球菌进行分型。

2. 生物学特性

(1)形态特性:典型的葡萄球菌呈球形或稍呈椭圆形,直径 0.5 ~1.5 μm,平均 0.8 μm。致病性葡萄球菌一般较非致病者小,可单个、成双、四联或呈短链状排列,亦可呈不规则葡萄串样排列。固体培养基上由于在多个平面不规则分裂形成葡萄串状,在液体培养基上菌体可在一个平面分裂，常排列成对或成短链。葡萄球菌无鞭毛，不能运动，不形成芽孢，除极幼龄的培养物可见荚膜外，一般不形成荚膜。易被常用的碱性染料着色，革兰氏染色阳性。衰老、死亡或被白细胞吞噬后的葡萄球菌，以及耐药的某些菌株可呈革兰氏染色阴性。

(2)培养特性：为需氧或兼性厌氧菌，除腐生葡萄球菌和金黄色葡萄球菌厌氧亚种为专性厌氧外，其余菌种在有氧条件较厌氧条件生长迅速。葡萄球菌对营养要求不高，在普通培养基上生长良好，在含有血液和葡萄糖的培养基中生长更佳。20% ~30% 的 CO_2 环境中有利于毒素产生。10 ~45 ℃均能生长，但 28 ~38 ℃生长较好，最适温度为 35 ~37 ℃。pH 值为 4.5 ~9.8，最适为 7.4 ~7.6。葡萄球菌耐盐性强，在 10% ~15% 的氯化钠培养基中能够生长。在肉汤培养基中 24 h 后呈均匀混浊生长。在琼脂平板上经 35 ℃ 24 ~48 h 培养形成圆形、凸起、边缘整齐、表面光滑、湿润、有光泽、不透明的菌落，直径为 1 ~5 mm。不同种的菌株产生不同的色素，如金黄色、白色、柠檬色。在 20 ℃或在含有糖类、牛乳及血清培养基中色素形成较好，在液体培养基中则不产生色素。葡萄球菌在血琼脂平板上形成的菌落较大，有的菌株菌落周围形成明显的透明溶血环(B 溶血)，也有不发生溶血者。凡溶血性菌株大多具有致病性。在倾注培养时，深层及表层的菌落均有溶血者多为金黄色葡萄球菌。

(3)生化反应：多数葡萄球菌能分解葡萄糖、麦芽糖和蔗糖，一部分能分解乳糖及甘露醇，产酸不产气。曾用分解甘露醇和明胶液化试验来判断葡萄球菌致病力，但已发现有些非致病菌也能分解甘露醇和液化明胶，故不能以上述两种方法作为判断致病力的唯一标准。有致病力的葡萄球菌凝固酶多阳性，但一些凝固酶阴性的葡萄球菌也引起人类感染。葡萄球菌不产生吲哚，甲基红试验一般阳性，V-P 反应多为阳性，可以将亚甲蓝、石蕊还原为无色，分解尿素产氨，H_2S 产生不定，触酶试验多为阳性，仅解糖葡萄球菌及金葡菌厌氧亚种触酶阴性。

(4)抗原结构：葡萄球菌抗原构造复杂，已发现的有 30 种以上，目前仅对少数几种葡萄球菌抗原的化学组成及生物学活性有所了解。

1)葡萄球菌 A 蛋白(SPA)存在于细菌细胞壁的一种表面蛋白，与细胞壁的黏肽相结合。它可与人及多种哺乳动物血清中的 IgG 的 Fc 段结合，因而可用含 SPA 的葡萄球菌作为载体，结合特异性抗体，进行协同凝集试验。A 蛋白有抗吞噬作用，还有激活补体替代途径等活性。SPA 是一种单链多肽，与细胞壁肽聚糖呈共价结合，是完全抗原，有种属特异性。所有来自人类的菌株均有此抗原，动物源株则少见。此外，SPA 与 IgG 结合后所形成的复合物还具有多种生物学活性，如激活补体、抗吞噬、促细胞分裂、引起超敏反应、损伤血小板等。

2)多糖抗原具有群特异性，存在于细胞壁，借此可以分群。A 群多糖抗原磷壁酸的化学组成为 N-乙酰葡糖胺核糖醇残基。B 群多糖抗原磷壁酸的化学组成是 N-乙酰葡糖胺甘油残基。

3)几乎所有金黄色葡萄球菌菌株的表面有荚膜多糖抗原的存在。表皮葡萄球菌仅个别菌株有此抗原。

3.微生物学检验

(1)标本采集：该菌属细菌是无芽孢细菌中抵抗力最强的细菌，易从感染部位获得标本。根据病种及检查目的不同，采集不同标本。常见的标本有脓液、渗出液及咽拭子。如疑为菌血症，可采取血标本。脑膜炎可采集脑脊液，疑食物中毒应采集剩余食物、呕吐物及粪便标本。采集皮肤、黏膜标本时应避免病灶周围正常菌群污染。调查院内感染或环境污染，可从各种物品和仪器上采集。

(2)检验方法

1)直接涂片镜检：取标本涂片，革兰氏染色后镜检，根据细菌形态、排列染色性可做出初步判断。无菌标本如脑脊液、关节穿刺液直接涂片镜检，检见细菌有重要临床意义。其他体液标本如同时检见炎症细胞则镜检结果有重要参考意义，可报告为“检见葡萄球菌样革兰氏阳性球菌”。进而根据镜检结果选择合适方法进行分离鉴定。

2）分离培养：根据不同的标本类型，选择合适的培养基接种（如血琼脂平板、甘露醇和高盐培养基等）进行分离培养。每一临床标本均应接种血琼脂板，血液、脑脊液等标本可先行肉汤增菌，随后在血平板上分离。对混有杂菌的标本，如粪便等可另外接种于高盐甘露醇培养基进行选择性培养，孵育过夜后挑选可疑菌落进行涂片、染色、镜检，选择性培养可延长到 48 ~ 72 h 以便形成可区别的菌落。在琼脂平板上经 35 ℃ 24 h 孵育，大部分葡萄球菌的菌落 1 ~ 3 mm 大小，但是多数凝固酶阴性葡萄球菌经过夜培养其菌落仍不能相互区别，平板应继续室温放置 2 ~ 3 d。金黄色葡萄球菌厌氧亚种、解糖葡萄球菌、耳葡萄球菌、马胃葡萄球菌、小牛葡萄球菌、缓慢葡萄球菌等生长缓慢的细菌，通常需要 24 ~ 36 h 才可形成可见的菌落。由于可产生脂溶性色素，金黄色葡萄球菌的典型菌落呈奶油黄色或柠檬色等，圆形、光滑、稍凸起、边缘整齐，在血平板上大多数金黄色葡萄球菌可产生透明溶血环。典型的凝固酶阴性葡萄球菌的菌落则为无色素、光滑、圆形、凸起、不透明。

3）微生物学鉴定：常见的葡萄球菌可通过其生理生化试验鉴定。另外，葡萄球菌可应用其分子表型特征如细胞脂肪酸的组成或应用其基因型特征如染色体限制性酶切片段等进行种的鉴定。

4）血浆凝固酶试验：是鉴定与急性感染有关的致病性葡萄球菌的主要试验之一。葡萄球菌中金黄色葡萄球菌、中间葡萄球菌和猪葡萄球菌凝固酶均阳性。另外，路邓葡萄球菌和施氏葡萄球菌凝固酶亦呈阳性。凝固酶试验有玻片法和试管法两种。试管法检测游离凝固酶，玻片法检测结合凝固酶。试管法具有确定意义，玻片法则广泛用于快速筛选。有10% ~15%的金黄色葡萄球菌凝固酶试验呈阴性结果。实验使用的血浆为EDTA抗凝血浆，常用EDTA抗凝兔血浆。如用人类血浆必须确定无感染性病原体存在，并具有凝固能力。

5）凝固酶试管法试验：取0.1 mL心脑浸液肉汤过夜培养物置于试管中（最好用玻璃试管），加0.5 mL血浆，混匀后置37 ℃水浴4 h，倾斜试管呈90°观察凝块形成。有些菌种如个别金黄色葡萄球菌株、中间葡萄球菌、猪葡萄球菌等需孵育超过4 h，后两者甚至可能需要12 ~24 h才能形成凝块。当孵育时间超过4 h，必须注意以下几点：①某些菌株产生葡激酶，可以使凝块溶解产生假阴性。②使用的不是无菌血浆可产生假阳性或假阴性。③所取菌落不纯，由污染的微生物导致错误结果。凝固酶玻片法试验是一种快速、经济的方法。试验时挑取少量培养物加1滴蒸馏水，制成均匀的高浓度细菌悬液，然后加入1滴血浆，于10 s内观察结果。由于可能出现自凝和假阳性结果，该试验不能自高盐琼脂平板挑取可疑菌落进行实验。当疑为金黄色葡萄球菌，玻片法试验阴性时，应行试管法进行确证。

6）其他鉴定试验：鸟氨酸脱羧酶试验、脲酶试验、β半乳糖苷酶试验、V-P试验、新生霉素敏感试验、多黏菌素B耐药试验等常用于葡萄球菌种间鉴别。

（三）链球菌属

链球菌属细菌触酶阴性，球形或卵圆形、直径<2 μm，成对或呈长短不一的链状排列的革兰氏染色阳性细菌。本属细菌无芽孢、无动力，有些可形成荚膜。尽管链球菌可在有氧条件下生长，但不能合成血红素复合物，因此不能进行呼吸代谢。部分肺炎链球菌及某些草绿色链球菌种生长需要提高CO_2水平（5%）；其营养要求较高，普通培养基生长不良，在添加血或血清的复合培养基上可促进链球菌生长。链球菌可发酵葡萄糖和其他糖类，乳酸是其

主要的代谢终产物。链球菌分解葡萄糖不产气，可产生亮氨酸氨基肽酶，但很少产生吡咯烷酮芳基酰胺酶（PYR），只有A群链球菌和一些肺聚链球菌可产生PYR。此属细菌种类多，分布广，大多数存在于水、空气、尘埃、人及动物粪便中。健康人的鼻咽部、肠道等均可检出本属细菌。有些菌为人体正常菌群，有些则可引起人类重要的疾病。

1.分类学特征

（1）根据溶血能力分类：根据链球菌在血琼脂平板上的溶血作用，将其分成三大类。①甲型溶血性链球菌：此类链球菌通常称为草绿色链球菌，在羊血琼脂平板上，其菌落周围有1~2 mm宽的草绿色溶血环，镜下可见溶血环内有尚未溶解的红细胞。这类链球菌多为条件致病菌。②乙型溶血性链球菌：这类链球菌在血平板上产生溶血素，可使菌落周围形成一个有2~4 mm宽、界限分明、完全透明的无色溶血环。这类细菌致病力强，常引起人和动物的多种疾病。③丙型溶血性链球菌：这类链球菌不产生溶血素，不溶解红细胞，在血琼脂平板上菌落周围无溶血环。此类链球菌常无致病性，可存在于乳类及粪便中。

（2）根据抗原结构分类：依据Lancefield群特异抗原的不同，将β溶血性链球菌分成A、B、C、D、E、F、G、H、K、L、M、N、O、P、Q、R、S、T 18个群，近年又增加U和V群，共计20个群。对人类致病的绝大多数属于A群（化脓性链球菌）和B群，偶见C、D、G群链球菌感染。同一个群内的链球菌之间因表面蛋白质抗原型（特异性抗原）的不同，可将其分成若干型。如A群链球菌可根据M抗原不同分成100多个型，B群链球菌分为4个型，C群分为13个型。

（3）综合性分类：根据链球菌的溶血性、抵抗力、生化反应及致病性和存在部位等将链球菌分为3个群。①化脓性溶血性链球菌群：本群有10个种和1个亚种。从人体病灶中分离出的菌种并不多、大多来自动物。②口腔链球菌群：本群包括对人有致病作用的菌种和口腔常驻菌,也包括从动物中分离的菌种。有的不是均一的菌种,如咽峡炎链球菌。该群细菌某些菌的溶血性不定。③厌氧链球菌群:专性厌氧菌,现已明确与链球菌属无关。

2. 生物学特性

(1)形态与染色:链球菌呈圆形或卵圆形,直径为 0.5 ~ 1.0 μg,成双或短链排列、链的长短不一,主要与菌株的种别和生长环境相关。在液体培养基中生长的细菌,其链较长,在固体培养基上生长的细菌,其链较短。肺炎链球菌呈矛头状,宽端相对而尖端向外。在血清肉汤中生长的幼龄链球菌可见有荚膜,随菌龄增长荚膜逐渐消失。本菌属细菌无鞭毛,无芽孢,革兰氏染色阳性。

(2)培养特性:需氧或兼性厌氧,但在有氧环境中生长较厌氧环境好。该属细菌对营养要求较高,在普通培养基中加入血液、血清或腹腔积液等可促进细菌生长。最适生长温度为 35 ~ 37 ℃,最适 pH 值为 7.4 ~ 7.6。

在血清肉汤中,溶血性菌株在管底呈絮状或颗粒状沉淀生长,菌链较长。不溶血菌株在液体培养基中呈均匀混浊生长,菌链较短。

在血琼脂平板上,经 35 ~ 37 ℃培养 18 ~ 24 h,可形成灰白色、半透明或不透明、表面光滑、有乳光、圆形突起、直径为 0.5 ~ 0.75 mm 的小菌落。环绕菌落形成 α、β、γ 3 种特征性溶血现象。A、C、G 群样 β 溶血性、化脓性链球菌形成的菌落相对较大(培养 24 h 后直径大于 0.5 mm),而 β 溶血性咽峡炎链球菌则形成针尖样小菌落,形成小菌落的 β 溶血性链球菌和其他咽峡炎群菌株的培养物可产生奶油样特殊气味,主要是细菌产生的双乙酰基所致。B 群链球菌比其他 β 溶血性链球菌的菌落大,但 β 溶血环较小,有些 B 群菌株是不溶血的。β 溶血反应可由于链球菌溶血素 O 受到氧或生长在空气或较高一氧化碳,环境中的链球菌产生的过氧化氢抑制而不清晰,所以厌氧培养或穿刺接种适于 β 溶血反应的观察判断。α溶血呈草绿色,中心凹陷的β溶血性菌落是肺炎链球菌的明显特征,而草绿色链球菌其他种的菌落则为圆形、凸起状。肺炎链球菌可产生荚膜多糖,常形成黏液样菌落。牛型链球菌则不溶血,菌落呈灰色。

(3)抗原结构:对于β溶血性链球菌,其菌体抗原可分为3种。①Lancefield群特异性抗原,称C抗原,是细胞壁的多糖成分,根据其抗原特异性的不同,用血清学方法将β溶血性链球菌分为18个群。检测群特异性抗原可用于某些特定细菌的直接鉴定,A群特异性抗原检测可用于咽拭子标本中的化脓链球菌的鉴定,但应注意偶可见到非化脓链球菌呈阳性反应。抗原检测也可用于泌尿生殖道标本中B群链球菌的鉴定。②特异性抗原,又称表面蛋白质抗原,是链球菌细胞壁的蛋白质抗原。位于C抗原的外层,其中根据理化性质等的不同,又分为M、T、R、S 4种抗原。与致病性有关的是M抗原,该抗原是蛋白质、较耐热,在pH值7.0煮沸30 min不被破坏,溶于酒精,能被蛋白酶迅速消化。M抗原主要见于A群链球菌,根据M抗原不同,可将A群链球菌分为60多个血清型。③非特异性抗原,称P抗原,是将菌体置于弱碱性溶液内的浸出物,此抗原无属、种、群、型的特异性,各种链球菌均一致,并与肺炎链球菌、葡萄球菌含有的P抗原有交叉反应。

肺炎链球菌荚膜多糖抗原存在于肺炎链球菌的荚膜中,由大量多糖多聚体组成。不同菌株所含的荚膜多糖不同,可用凝集、沉淀和荚膜肿胀试验进行肺炎链球菌的分型。目前,至少可将肺炎链球菌分为85个血清型。

(4)生化反应:链球菌触酶反应均为阴性。该属细菌均能分解葡萄糖,产酸不产气。对乳糖、甘露醇、山梨醇、水杨素、蕈糖的分解能力可因菌株不同而异。通常链球菌不分解菊糖、不被胆汁溶解,但肺炎链球菌此两项反应阳性,有助于鉴别。

3. 微生物学检验

（1）标本采集：主要采集痰液、脓液和血液等标本，采集后应在 2 h 内运送到实验室，并应立即进行检查和接种。检查妊娠妇女携带 B 群溶血链球菌时，用无菌棉签采集孕 35～37 周女性的阴道分泌物。

（2）标本直接检查：①直接显微镜检查。标本直接涂片，经革兰氏染色后显微镜检查，可见链状排列革兰氏阳性球菌。直接镜检有助于无正常菌群污染标本的初步判断。荚膜肿胀试验用于标本中肺炎链球菌的鉴定。②直接检测抗原。咽拭子标本中的 A 群链球菌和女性生殖道标本中的 B 群链球菌可用抗原检测法鉴定。先将标本置于含亚硝酸或提取酶的溶液中，孵育片刻，即可用凝集试验或用 ELISA 方法等检测。该方法特异性和敏感度均好，当标本所含的菌数太少时可出现假阴性。

（3）分离培养：采用羊血琼脂平板培养可促进细菌生长并有助于识别链球菌的溶血特性和进一步鉴定。初代分离在 5% CO_2 环境下，经 35～37 ℃孵育 24 h 后观察菌落性状并明确进一步鉴定的方向。

分离阴道分泌物中的 B 群链球菌时，将咽拭子标本或直接接种相应的选择性琼脂平板，或将标本置于含多黏菌素（10 μg/mL）和萘啶酸（15 μg/mL）的选择性肉汤中孵育 18～24 h，再做分离培养。

从污染的标本分离链球菌可采用含叠氮钠胆汁七叶苷琼脂平板或血平板，叠氮化物可抑制标本中革兰氏阴性菌的生长而具有选择性。

（4）检验方法

1）β 溶血性链球菌的鉴定：①血清学试验。在 β 溶血反应的基础上，根据菌落大小可将 Lancefield 血清学试验 A、C、G 群的链球菌分为两组。形成大菌落的 A、C、G 群菌株是引起化脓性感染的链球菌，而形成小菌落的 A、C、G 群菌株属于咽峡炎群，包括咽峡炎链球菌、星座链球菌及中间链球菌等。具有 B 群特异性抗原的 β 溶血性链球菌与无乳链球菌密切相关，而形成小菌落的、具有 F 群特异性抗原的 β 溶血性链球菌则可能是咽峡炎群链球菌株。应注意 A、C、G 群特异性抗原对于特定的某一链球菌种来说并非特异，具有相应抗原的链球菌可以通过生化试验进行鉴别。不能被 Lancefield A、B、C、F 或 G 群抗血清区别的 β 溶血性分离株，细菌的生理特性可能有助于鉴定。②生理生化试验。PYR 试验，PYR 即吡咯烷酮芳基肽酶，是化脓链球菌产生的一种酶类，但与动物有关的、较罕见的海豚链球菌亦可产生，其他 β 溶血性链球菌均不能产生 PYR。β 溶血性肠球菌 PYR 可呈阳性，易与化脓链球菌混淆。可根据菌落大小、形态和其他特征进行鉴别。应使用单菌落或纯培养进行 PYR 试验。③杆菌肽敏感试验。尽管抗原检测方法或 PYR 试验能快速鉴定化脓链球菌，但杆菌肽敏感试验有助于将化脓链球菌与其他形成小菌落的 A 群菌株或其他 PYR 阳性的 β 溶血性链球菌区分开来。杆菌肽敏感试验的方法是在含羊血琼脂平板上，挑取 3 ~ 4 个待测单菌落密集涂布，然后再贴上 0.04 U/片的杆菌肽纸片，经 35 ℃过夜培养后，纸片周围抑菌环直径>10 mm 表示测试菌株对杆菌肽敏感。④V-P 试验。V-P 试验检测葡萄糖代谢终产物 3-羟基丁酮的产生，该试验可以用作 β 溶血性链球菌的鉴别试验。具有 A、C 或 G 群抗原的，形成小菌落的 β 溶血性咽峡炎链球菌群 V-P 试验阳性，而具有相同抗原形成大菌落的化脓性链球菌菌株 V-P 试验呈阴性。

2）非 β 溶血性链球菌株的鉴定：①血清学试验。血清学试验可用于非 β 溶血性 B 群链球菌和肺炎链球菌的鉴定。检测 Lancefield D 抗原有助于牛链球菌的鉴定，但该抗原在有些菌株中不易检测到；并且 D 群抗原是相对不具特异性的，许多链球菌和肠球菌属及明串珠球菌属的菌株也产生该抗原。②生理生化试验。

非 β 溶血性 B 群链球菌可通过 CAMP 试验或血清学试验与其他 α 溶血和 γ 溶血性链球菌加以区别。Optochin 敏感试验和胆汁溶解试验用以鉴别肺炎链球菌和草绿色链球菌群细菌。不溶血性链球菌可能属于牛链球菌或绿色链球菌群细菌。牛链球菌存在时可水解七叶苷，而大多数草绿色链球菌群细菌胆汁七叶苷水解试验阴性。怀疑非 β 溶血性 B 群链球菌时，进行 CAMP 试验有助于鉴定。

第二节　真菌检验

一、假丝酵母属

假丝酵母属约有 154 个种，大多数菌种在 37 ℃不生长，无致病性。在临床标本中常见的有白假丝酵母、热带假丝酵母、光滑假丝酵母、近平滑假丝酵母、克柔假丝酵母、葡萄牙假丝酵母。白假丝酵母致病力最强也最为常见，但由非白假丝酵母引起的感染正逐年增加。

（一）生物学特性

假丝酵母属细胞呈圆形或卵圆形，直径 3 ~ 6 μm，革兰氏染色阳性，着色不均。以出芽方式繁殖，绝大多数可形成假菌丝，较长、分枝或弯曲，少数菌种产生真菌丝或厚膜孢子，不产生囊孢子、关节孢子，不能利用肌醇作为碳源。芽生孢子单个或簇状，形态从圆形、卵圆形到长形。大多数菌种需氧，在血平板或沙堡弱平板上，生长迅速，3 d 内即可成熟，菌落呈奶酪样白色至淡黄色，光滑或扁平干燥、皱褶、膜状，依菌种而异。

（二）致病性

假丝酵母是一种条件致病菌，病原体入侵机体后能否致病取决于其毒力、数量、入侵途经与机体的适应性以及机体对病原体的抵抗力等。

白假丝酵母致病力最强，对颊黏膜和阴道黏膜上皮细胞有较强的黏附能力，产生水溶性的内毒素，还能产生多种水解酶，如天冬酰胺蛋白酶、磷脂酶，损伤组织诱发病变。念珠菌酵母型一般不致病，但在体内转变成菌丝型有致病性，可以避免白细胞的吞噬作用。

宿主对病原菌的抵抗力，长期应用广谱抗菌药物、糖皮质激素、免疫抑制药，长期放置导管等医源性因素均易导致假丝酵母的感染。

（三）鉴定与鉴别

假丝酵母属需与临床上其他酵母样真菌，如芽生裂殖菌属、隐球菌属、地丝菌属、马拉色菌属、红酵母属、酵母菌属、毛孢子菌属区别。在玉米吐温-80琼脂上的形态、荚膜产生、尿素酶活性、在含放线菌酮培养基上生长能力、沙堡弱肉汤中的生长模式、对糖类的发酵同化作用，可以将假丝酵母从别的酵母中区别开来。丰富的假菌丝和单细胞芽生孢子都是假丝酵母属的常见特征，假菌丝可与隐球菌属区别。毛孢子菌属和地丝菌属产生大量的关节孢子，区别于假丝酵母属。

1. 白假丝酵母

（1）菌落特征：在沙堡弱培养基上25 ℃孵育生长良好，24 h可见菌落，菌落呈奶油样、光滑、柔软有光泽，陈旧性培养物有皱褶，42 ℃及含放线菌酮培养基上均能生长。在显色培养基上呈蓝绿色菌落。

（2）显微镜特征：沙堡弱培养基上25 ℃，48 h，多数可见芽生孢子。玉米吐温-80琼脂平板上25 ℃，72 h可见丰富的假菌丝和真菌丝，假菌丝中隔部伴有成簇的葡萄状小分生孢子，菌丝顶端或侧支有厚壁孢子（在30 ℃以上，不产生厚壁孢子）。

（3）芽管试验：将待测菌接种于0.2～0.5 mL的动物血清中

(兔、人、小牛血清等),37 ℃(水浴箱)中孵育2~4 h,镜下观察,绝大部分白假丝酵母可产生典型芽管,其形态中形成芽管的孢子呈圆形,芽管较细为孢子直径的1/3~1/2,芽管连接点不收缩。孵育时间不得超过4 h,同时做对照试验。热带假丝酵母孵育6 h后也能形成芽管,但芽体较宽。

都柏林假丝酵母芽管试验阳性,也可产生厚膜孢子,以前常误认为白假丝酵母,但其42 ℃培养几乎不长,显色培养基上呈深绿色,玉米吐温-80琼脂平板上厚膜孢子丰富,成单、成对、链状、簇状排列。分子生物学方法显示两者核糖体RNA基因序列有差异。

(4)生化特性:能同化葡萄糖、麦芽糖、蔗糖(少数例外)、半乳糖、木糖、海藻糖,不能利用乳糖、蜜二糖、纤维二糖、半乳糖,不还原硝酸盐,尿素酶阴性。

2. 热带假丝酵母

(1)菌落特征:沙堡弱培养基上菌落呈奶油样、灰白色,柔软、光滑菌落,边缘或有皱褶。显色培养基上菌落呈暗蓝、蓝灰色。在沙氏肉汤管表面呈膜样生长。

(2)显微镜特征:在玉米吐温-80琼脂平板上可见大量假菌丝,上附芽生孢子,不产生厚膜孢子。极少的菌株可有泪滴状厚膜孢子。在血清中不产生典型的芽管,少数菌株圆形孢子出芽处明显狭窄,芽管较粗。

(3)生化特性:除能同化葡萄糖、麦芽糖、蔗糖、半乳糖、木糖、海藻糖外,尚可同化纤维二糖,不同化L-阿拉伯糖和鼠李糖,不利用硝酸盐,尿素酶阴性。

3. 光滑假丝酵母

(1)菌落特征:在沙堡弱培养基上生长较慢,2~3 d有小菌落出现,灰白色,表面光滑,有折光。42 ℃能生长,在含放线菌酮培养基上不能生长。在显色培养基上呈紫色菌落。沙堡弱肉汤表面无膜样生长。

(2)显微镜特征:在玉米吐温-80琼脂平板上25 ℃孵育72 h,不产生真、假菌丝,只见卵圆形芽生孢子,菌体较小(2.5~4.0)μm×(3.0~6.0)μm[白念珠菌(3.5~6.0)μm×(4.0~8.0)μm],排列成簇,居中者细胞比周围较大。不产生厚膜孢子,血清中不产生芽管。

(3)生化特性:能同化葡萄糖、麦芽糖、蔗糖和海藻糖,不发酵任何糖类,不利用硝酸盐,尿素酶阴性。

4.近平滑假丝酵母

(1)菌落特征:在沙堡弱培养基上菌落奶油样至淡黄色、柔软、光滑或有皱褶。显色培养基上呈白色、淡粉色菌落。沙堡弱肉汤表面无膜样生长。

(2)显微镜特征:在沙堡弱培养基上酵母细胞,卵圆形或长倒卵形。在玉米吐温-80琼脂平板上有丰富的假菌丝,分枝链状,附着芽生孢子,不产生厚膜孢子。血清中不产生芽管。

(3)生化特性:生化反应与热带念珠菌相似,但本菌可同化L-阿拉伯糖,不同化纤维二糖,热带假丝酵母则相反。

5.葡萄牙假丝酵母

(1)菌落特征:在沙堡弱琼脂上菌落呈白色奶油样、光滑或皱褶、有光泽,边缘可出现假菌丝。42 ℃及含放线菌酮培养基上均能生长。沙堡弱肉汤表面无膜样生长。

(2)显微镜特征:在玉米吐温-80琼脂平板上有大量假菌丝,但也有部分菌株可不出现假菌丝。不产厚膜孢子及芽管。

(3)生化特性:可同化葡萄糖、麦芽糖、蔗糖、半乳糖、纤维二糖、木糖、海藻糖,不利用硝酸盐,尿素酶阴性。与热带假丝酵母的区别是能同化鼠李糖,而热带假丝酵母不同化。

6.克柔假丝酵母

(1)菌落特征:在沙堡弱琼脂上菌落灰白色,光滑无光泽,边缘可以成叶状。42 ℃能生长,在含放线菌酮培养基上不能生长。显色培养基上呈粉红色菌落。沙堡弱肉汤中呈表面生长。

(2)显微镜特征：在玉米吐温-80 琼脂平板上有大量假菌丝，少量芽生孢子卵圆形，游离或沿假菌丝主轴平行排列。

(3)生化特性：同化葡萄糖，对许多常用糖、醇不能同化。不利用硝酸盐，部分菌株尿素酶阳性。本菌与解脂假丝酵母生物学性状极为相似，可在 43 ~ 45 ℃下生长、不同化赤藓醇。解脂假丝酵母则相反。

(四)抗真菌药物敏感性

假丝酵母属抗真菌药物敏感试验，通常参照美国临床和实验室标准协会(CLSI)M27 方案进行，目前只公布了氟康唑、5-氟胞嘧啶和伊曲康唑的药敏结果判定折点，氟康唑、5-氟胞嘧啶的药敏标准只适用于念珠菌和新型隐球菌，伊曲康唑药敏标准只适用于黏膜感染的念珠菌，对黏膜外的侵袭性念珠菌感染伊曲康唑目前尚无公认的折点判定标准，药敏试验结果建议只报告最小抑菌浓度(MIC)值。

大多数念珠菌对两性霉素 B 敏感，季也蒙念珠菌和葡萄牙念珠菌以及毛孢子菌对两性霉素 B 天然耐药，但 CLSI 方案不足以检测出两性霉素 B 耐药株，因为所有实验菌株对两性霉素 B 的 MIC 范围太窄。对唑类抗真菌药物可出现耐药，克柔假丝酵母对氟康唑天然耐药，光滑假丝酵母对氟康唑也可出现耐药或剂量依赖性敏感。热带假丝酵母对氟康唑也可出现高 MIC 值，白假丝酵母对氟康唑很少有耐药株，其耐药机制与泵出机制有关，细胞色素 P450 甾醇 14-去甲基化酶突变也可以导致唑类耐药。伊曲康唑对部分氟康唑耐药的假丝酵母可以敏感，但两者存在交叉耐药，如光滑假丝酵母。伏立康唑和卡泊芬净对绝大多数假丝酵母敏感。5-氟胞嘧啶对假丝酵母敏感但很容易产生耐药。

(五)临床意义

假丝酵母广泛存在于自然环境中，蔬菜、水果、植物的汁液、动物粪便、土壤、医院环境中皆可存在，但实验室污染较为少见。正常人的皮肤、口腔、肠道、阴道都能分离出本菌，以消化道带菌率最高，住院患者的上述标本中可有10% ~20%的分离率。因此，单纯培养阳性并不能确定感染。

假丝酵母引起的感染称为假丝酵母病，可侵犯皮肤、黏膜及内脏器官，引起皮肤/指甲感染、鹅口疮、阴道炎，也可导致呼吸系统、泌尿系统感染，甚至可致败血症、心内膜炎、脑膜炎等严重的侵袭性感染，常危及生命。

对于皮肤假丝酵母病、口腔假丝酵母病和外生殖器假丝酵母病根据临床表现，结合涂片镜检发现菌丝、假菌丝和孢子诊断不难，如标本直接涂片见大量菌丝，提示假丝酵母为致病状态，对诊断有重大意义。

深部假丝酵母病或侵袭性假丝酵母感染的诊断比较困难，临床表现无特异性且易被基础疾病掩盖，病原学结果难于解释。侵袭性假丝酵母感染的确诊通常需要通过侵入性的组织标本，而侵入性的操作常因患者病情的所限而难以实施。血液分离到假丝酵母是诊断侵袭性假丝酵母病的重要依据，但回顾性研究数据表明尸检确诊的病例中血培养阳性率<50%。假丝酵母尿在住院患者尤其是留置导尿管或接受抗菌药物治疗的患者中比较多见，但其临床意义很难确定。不同于普通细菌可通过菌落计数或是否存在白细胞来确诊，对于低风险患者来讲，无症状的假丝酵母尿通常没有临床意义，但能增加侵袭性假丝酵母感染的风险。另一方面念珠菌尿又可能是泌尿系统侵袭性假丝酵母感染或剖腹术后腹膜炎的证据。痰液、气道吸取物，甚至肺泡灌洗液中分离的假丝酵母也都不足以诊断肺假丝酵母菌病。念珠菌性脑膜炎儿童患者较为多见，但在成人脑脊液中分离到念珠菌的情况较少见，需考虑是否标本污染。

假丝酵母病主要是内源性感染，起源于正常菌群中真菌过度生长，但也可偶然由外源性感染，如假丝酵母寄生在水果、奶制品等食物上，可因接触而感染，另外患有外阴阴道假丝酵母菌病妇女可因性接触而传染男性，也可导致新生儿患口腔念珠菌病；已感染的供者角膜，经移植术后，可发生受者眼内炎。

能引起人类感染的假丝酵母不超过10种，几乎所有的口腔假丝酵母病和至少90%的念珠菌性阴道炎都是由白假丝酵母引起。院内血流感染病原菌中假丝酵母约占10%，绝大多数（97%）是由白假丝酵母、光滑假丝酵母、近平滑假丝酵母、热带假丝酵母和克柔假丝酵母引起。值得注意的是近年来随着侵袭性假丝酵母病的增加，非白假丝酵母的分离率正逐年增加，特别是使用氟康唑作为预防性用药的患者常会增加克柔假丝酵母和光滑假丝酵母（对氟康唑耐药）感染的机会。一般念珠菌培养1～3 d即可生长，7 d不长，报告阴性。

二、隐球菌属

隐球菌大约有78个种，与人类感染有关的菌种如下：新生隐球菌、白色隐球菌、罗伦隐球菌、浅黄隐球菌、地生隐球菌、指甲隐球菌。

（一）生物学特性

隐球菌属菌种是含有荚膜的酵母样真菌，1894年意大利学者Francesco Sanfelice首次在桃子汁中检出。菌细胞为圆形、卵圆形，大小3.5～8 μm或以上。单个发芽，母体与子体细胞连结间有狭窄项颈，偶尔可见各种各样出芽，但假菌丝极少见，细胞壁易破碎，常成月牙形或缺陷细胞，尤其是在组织内染色后容易见到。在菌细胞周围存在荚膜，应用印度墨汁湿片法能证明荚膜的存在，经培养后得到的菌细胞一般无荚膜，但在1%蛋白胨水中培养可产生丰富的荚膜。带有荚膜的典型菌落呈黏液状，随着菌龄的增长变成干燥、灰暗，伴有奶油、棕黄、粉红或黄色菌落。所有菌种皆能产生脲酶和同化各种糖类,但不发酵。根据同化各种糖类和硝酸钾的利用试验可以区别各个菌种。新生隐球菌的生化反应和 37 ℃生长可与其他菌种鉴别,但白色隐球菌和罗伦隐球菌亦可在 37 ℃生长。

新生隐球菌按荚膜多糖抗原的不同有 A、B、C、D 及 AD 5 个血清型,我国以 A 型最多,未见 C 型。目前认为新生隐球菌有 3 个变种,新生变种相对应的荚膜血清型是 D 型,格鲁皮变种对应的血清型为 A 型,格特变种含 B、C 血清型。

(二)致病性

新生隐球菌是引起隐球菌病的主要病原菌,致病物质主要是荚膜、酚氧化酶,37 ℃生长也是其致病的重要因素,磷脂酶可能也是潜在的毒力因子。酚氧化酶参与黑色素的产生,其作用是防止有毒的羟自由基形成,保护菌细胞氧化应激。健康人对该菌具有有效的免疫力,只有机体免疫力下降时,病原菌才易引起人体感染,艾滋病、糖尿病、淋巴瘤、恶性肿瘤、系统性红斑狼疮、白血病、器官移植及大剂量使用糖皮质激素是隐球菌感染的危险因素,特别是艾滋病患者,隐球菌感染是最常见的并发症之一。

(三)鉴别与鉴定

隐球菌属是酵母样真菌,需与其他酵母样菌区别,隐球菌不形成假菌丝,可与假丝酵母区别,隐球菌尿素酶阳性,而假丝酵母只有解脂假丝酵母和克柔假丝酵母中的部分菌株阳性。与红色酵母菌的鉴别在于后者不同化肌醇,产生胡萝卜素。隐球菌不形成关节孢子,可与毛孢子菌和地丝菌区别。隐球菌属内各菌种的鉴别可利用 37 ℃是否生长及糖同化试验。新生隐球菌酚氧化酶阳性,很易与其他菌种区别。

1. 菌落特征

在沙堡弱培养基 25 ℃、37 ℃均能生长,3 ~ 5 d 就有菌落生长,少数 2 ~ 3 周方见生长。菌落奶油色,光滑,因产荚膜渐变黏液样,浅褐色，从长期维持剂量治疗的 HIV 患者中分离的部分菌株不产荚膜，菌落与假丝酵母菌落相似。在含咖啡酸培养基如 Birdseed 琼脂上形成棕黑色菌落。40 ℃及在含放线菌酮的培养基上不生长。

2. 显微镜特征

在玉米吐温-80 培养基 25 ℃，球形或椭圆形酵母细胞，直径 2.5～10 μm，不产生菌丝和厚膜孢子。第一代培养物有时可见小荚膜，继代培养不见荚膜。

3. 墨汁染色

如脑脊液标本比较混浊，可直接进行墨汁染色，但离心沉淀可提高阳性率。用印度墨汁或优质绘图墨汁 1 滴，加脑脊液 1 滴，必要时加生理盐水 1 滴稀释；复盖片。稍待 3 min 左右，先低倍再高倍镜检查。在黑色背景下可见圆形孢子周围绕以透光的厚荚膜，宽度与菌体直径相当。菌体的大小和荚膜的宽窄在同一张片子上可有较大差异，有时可看到出芽的孢子。注意切勿将白细胞等误认为隐球菌。新生隐球菌的特征为：①圆形或卵圆形的孢子，大小不一，胞壁厚，边缘清晰，微调观察有双圈；②孢子周围有透亮的厚荚膜，孢子与荚膜之间的界限和荚膜的外缘都非常整齐、清楚；③孢子内有反光颗粒；④有的孢子生芽，芽颈甚细；⑤加 KOH 液后，菌体不破坏。任何圆形物体边缘模糊，内部无反光颗粒，外部有较窄、内外界限不清的透亮环，加 KOH 后即消失者，不是隐球菌。但应注意新生隐球菌以外的其他隐球菌也有荚膜。

4. 血清学检查

乳胶凝集试验检测脑脊液或其他体液标本中新生隐球菌夹膜多糖抗原，简便快速，特异性和灵敏度均较高，对直接镜检和分离培养阴性者更有诊断价值。

假阳性与以下因素有关：①类风湿因子；②肿瘤患者也会出现假阳性但反应滴度很低；③毛孢子菌感染，该菌产生内荚膜，与隐球菌的荚膜多糖有交叉反应;④其他,如实验室移液管污染,反应板清洗中消毒剂或洗衣粉玷污,以及血管中羧甲淀粉之类等不明原因造成假阳性。

假阴性也可能出现在前带反应或者感染菌株荚膜贫乏。

5. 生化特征

新生隐球菌不发酵各种糖类,但能同化肌醇、葡萄糖、麦芽糖、蔗糖、蕈糖,不能同化乳糖,尿素酶阳性。酚氧化酶阳性,在 Birdseed 琼脂上,室温 2 ~5 d 菌落呈棕黑色,亦可用咖啡酸纸片试验,即将新鲜分离物涂布在咖啡酸纸片上,放湿处 22 ~35 ℃,30 min 纸片变褐黑色。

(五)临床意义

隐球菌中只有新生隐球菌是致病菌,鸽粪被认为是最重要的传染源,但该鸟类不是自然感染者,分离出本菌的动物还有马、奶牛、狗、猫、山羚羊、猪等,但无证据说明该病从动物传播给人,人传播人亦非常罕见。

吸入空气中的孢子是感染的主要途径,引起肺部感染,可为一过性,也可引起严重的肺部感染。新生隐球菌具有嗜神经组织性,由肺经血行播散主要引起中枢神经系统(CNS)隐球菌病,约占隐球菌感染的80%。起病常隐匿,表现为慢性或亚急性过程,起病前有上呼吸道感染史。少数患者急性起病,AIDS 患者最为常见,死亡率高。对于临床上出现 CNS 感染的症状、体征,脑脊液压力明显升高及糖含量明显下降的患者,应高度警惕隐球菌脑膜炎的可能,特别是免疫力低下,有养鸽史及鸽粪接触史者。

新生隐球菌还可侵犯皮肤、前列腺、泌尿道、心肌、眼睛、骨和关节,AIDS 患者隐球菌感染中,常见前列腺的无症状感染,而且在播散性隐球菌成功抗真菌治疗后,患者的尿液和前列腺液中隐球菌培养仍阳性,提示前列腺可能是隐球菌感染复发的重要储菌库。创伤性皮肤接种和吃进带菌食物,也会经肠道播散全身引起感染。

除新生隐球菌可引起感染外，现已发现白色隐球菌、罗伦隐球菌也有致病性，白色隐球菌引起皮肤、眼睛感染，罗伦隐球菌可引起中枢神经系统、皮肤感染及真菌血症。

三、曲霉菌属

曲霉菌属大约有185个种，到目前为止报道了大约20种可作为人类机会感染中的致病因子。在临床标本中常见的有烟曲霉、黄曲霉、黑曲霉、土曲霉、棒曲霉、灰绿曲霉、构巢曲霉、杂色曲霉。

（一）生物学特性

曲霉菌菌丝体分隔、透明或含有颗粒，有分枝，一部分特化形成厚壁而膨大的足细胞，并在其垂直方向生长出直立的分生孢子梗。分生孢子梗一般不分枝，多数不分隔，无色或有色，除黄曲霉群外，多数致病曲霉梗壁光滑。分生孢子梗上端膨大形成顶囊，表面生出产孢细胞。顶囊是曲霉特有的结构，呈球形、烧瓶形、椭圆形、半球形、长棒形等，无色、透明或有颜色与分生孢子梗一致，其表面全部或部分产生产孢细胞。烟曲霉和十曲霉形成烧瓶样顶囊，产孢细胞仅出现于顶囊顶部，黑曲霉、黄曲霉等形成球形或放射状顶囊，产孢细胞覆盖充满顶囊表面。产孢细胞分单层和双层，单层是自顶囊表面同时生出一层安瓿形的细胞，称作瓶梗，在其上形成分生孢子，双层是顶囊表面先生出一层上大下小的柱形细胞，称作梗基，自梗基上产生瓶梗，然后再形成分生孢子。烟曲霉只产生单层瓶梗，而黑曲霉、构巢曲霉和土曲霉有梗基和瓶梗双层结构，黄曲霉和米曲霉可同时具有单层或双层结构。瓶梗顶端形成圆形小分生孢子（直径2～5 μm）排列呈链状，小分生孢子因菌种不同出现黄、绿、蓝、棕、黑等颜色。顶囊、产孢细胞、分生孢子链构成分生孢子头，其形状与顶囊，产孢细胞的着生方式有关，呈球形、放射状、圆柱形或棒形，并具不同颜色。

在沙堡弱琼脂上25 ℃及37 ℃生长良好。在曲霉菌种中，只有烟曲霉是一种耐温真菌,可以在20~50 ℃的环境下生长,40 ℃以上生长良好。构巢曲霉和灰绿曲霉生长速度慢,在Czapek-Dox琼脂上25 ℃孵育7 d后才形成直径0.5~10.0 cm的菌落,其余曲霉菌生长迅速,形成直径1~9 cm菌落。大多数菌种早期为绒毛或絮状白色丝状菌落,渐呈黄色、褐色、灰绿、黑色,随着培养时间延长,曲霉菌落呈各种颜色霜状或粉末状。菌落颜色和反面颜色依菌种而异。

(二)直接镜检

将被检材料置玻片上,加10%~20% KOH,加热,复盖片镜检。可见粗大透明有分隔菌丝体,大多数直径3~6 nm,采集自慢性病损部位材料,曲霉菌丝粗短、弯曲宽阔(12 nm),如果曲霉菌寄生在与空气相通的器官中如肺空洞、鼻-窦、眼或皮肤感染,甚至可以看到分生孢子头(顶囊、瓶梗和小分生孢子)。

(三)鉴定与鉴别

目前为止,曲霉的鉴定还主要依赖于形态学特征,通常根据菌落形态、颜色、顶囊的形态和结构,小分生孢子的形状、颜色、大小等特点做出区分。并头状菌属与黑曲霉菌外观非常相似,在镜下可发现并头状菌属有管状的孢子囊,无瓶梗,菌丝不分隔。

1. 烟曲霉

(1)菌落特征:生长迅速,质地呈绒毛或絮状,表面呈深绿色、烟绿色,有些菌株出现淡紫色色素,背面苍白或淡黄色。

(2)显微镜特征:菌丝分隔透明,分生孢子头短柱状,孢子梗壁光滑,淡绿色,顶囊呈烧瓶状,产孢细胞单层分布在顶囊上半部分,分生孢子球形绿色,有小刺。48 ℃生长良好。

2. 黄曲霉

(1)菌落特征:快速生长,质地呈羊毛或棉花状,有时呈颗粒状,有放射状沟纹,表面呈黄绿色到棕绿色,背面无色或淡黄色。

(2)显微镜特征:丝分隔透明,分生孢子头开始呈放射状,逐渐称为疏松状。分生孢子梗壁粗糙不平,顶囊呈球形或近球形,产孢细胞可单层或双层,布满顶囊表面呈放射状排列,分生孢子球形或近球形,表面光滑或粗糙,部分菌株产生褐色闭囊壳。

3. 黑曲霉

(1)菌落特征:生长快速,质地呈羊毛状或绒毛状,可能会有放射状沟纹,表面初为白色到黄色,随着分生孢子的产生很快变成黑色,背面无色或淡黄色。

(2)显微镜特征:菌丝分隔透明,分生孢子头开始呈放射状,成熟后呈柱状,孢子梗壁壁厚光滑,无色或褐色,顶囊球形或近球形,产孢细胞双层,密布在顶囊全部表面,分生孢子球形,有褐色或黑色色素沉积,粗糙有刺。

4. 土曲霉

(1)菌落特征:生长快速或中等,质地绒毛状,表面有浅放射状沟纹,呈肉桂色或米色、米黄色,背面黄色。

(2)显微镜特征:菌丝分隔透明,分生孢子头致密圆柱状,孢子梗无色光滑,顶囊半球形,其上 1/2 ~2/3 处有双层小梗,分生孢子球形或近球形,光滑。粉状孢子圆形到卵圆形。

5. 构巢曲霉

(1)菌落特征:中等生长速度或慢,质地绒毛状到粉状,表面深绿色,产闭囊壳区域橙色或黄色,背面紫色或橄榄色。

(2)显微镜特征:菌丝分隔透明,分生孢子梗柱形,短,褐色光滑,顶囊半球形,双层小梗,分生孢子球形粗糙,壳细胞较多,球形,膜厚。常存在闭囊壳。

6. 杂色曲霉

(1)菌落特征:生长速度中等或慢,质地绒毛或絮状,颜色多样,表面可呈淡绿色、深绿色、灰绿色、淡黄色、粉红色、橙红色,背面苍白色或淡红色。

(2)显微镜特征:菌丝分隔透明,分生孢子头疏松放射状,孢子梗壁光滑无色，顶囊半球形，小梗双层，分布于顶囊4/5处，分生孢子球形，光滑或粗糖。

(四)抗真菌药物敏感性

2003年，CLSI推出了产孢丝状真菌的体外药敏试验方案，即M38-A，但没有批准丝状真菌药敏试验的解释折点。许多研究结果表明，不同的曲霉菌菌种得到的最小抑菌浓度(MIC)基本一致，两性霉素B、伊曲康唑、伏立康唑对大多数菌种的MIC都较低，高MIC往往提示耐药，如土曲霉对两性霉素B耐药，部分烟曲霉对伊曲康唑耐药。值得注意的是，在体外伏立康唑对伊曲康唑耐药的烟曲霉是有效的。

新型抗真菌药物剂如棘白菌素在体内和体外对曲霉菌均有活性，同时体外实验和动物模型表明两性霉素B和棘白菌素在抗曲霉中具有协同效应。

两性霉素B(包括它的脂质体)和伊曲康唑是当前可供选择的两种治疗药物，但临床治愈率并不理想。新的唑类药物(如伏立康唑、泊沙康唑、雷夫康唑)、卡泊芬净、棘白菌素在体外抗曲霉菌是有效的，对曲霉病的治疗有良好的前景。

(五)临床意义

曲霉菌是自然界中分布广泛的一种丝状真菌，经常存在于土壤、植物和室内环境中，也是常见的实验室污染菌。曲霉菌属有100多种，某些种可引起皮肤、鼻窦、眼、耳、支气管、肺、中枢神经系统及播散性曲霉菌病，亦可导致变态反应或毒素中毒症等。这些感染可以是局部的，也可以是全身性的，统称为曲霉病。在所有的丝状真菌中，曲霉是侵袭性感染最常见的一种。在机会性真菌病中，检出率仅次于念珠菌。

1. 机会感染

免疫抑制是机会感染最主要的易感因素，几乎人体的任何器官和系统都可以感染曲霉，如甲癣、鼻窦炎、脑曲霉病、脑(脊)膜炎、心内膜炎、心肌炎、肺曲霉病、骨髓炎、耳真菌病、眼内炎、皮肤曲霉病、肝脾曲霉病、曲霉菌菌血症、播散性曲霉病。导管或其他设备也可引发医源性曲霉感染。医院内感染是一个危险因素,尤其对中性粒细胞减少症的患者。

(1)肺曲霉球:结核病、肉样瘤病、支气管扩张、尘肺病、强直性脊柱炎、肿瘤引起肺部空洞,曲霉可作为局部定植者,以曲霉球的形式存在肺部。胸片检查具有特征性改变,可见圆形或卵圆形均匀不透明区,上部及周围有透光的环形或半月形,称新月征(Crescent 征)。CT 扫描对肺曲霉球有很高的诊断价值,典型图像为新月形的空气环包绕一团致密影,致密影可在空洞内随体位改变而移动。

(2)急性侵袭性肺曲霉病:常发生于免疫受损个体,常危及生命,分为局限型和播散型,临床表现为持续性发热,广谱抗生素无效,胸部 CT、扫描可见特征性的晕轮征(Halo 征)和新月征。晕轮征即在肺部 CT 上表现为结节样改变,其周边可见密度略低于结节密度,而又明显高于肺实质密度,呈毛玻璃样改变。其病理基础是肺曲霉菌破坏肺部小血管,导致肺实质出血性坏死,早期病灶中心坏死,结节被出血区围绕。晕轮征是 IPA,早期较有特征性的 CT 表现。但 CT 检查仍不能作为确诊的依据,如假丝酵母菌病、军团菌病、巨细胞病毒、Kaposi 肉瘤等疾病也可见类似的"晕轮征",进一步可行支气管镜检查帮助确诊。

(3)脑曲霉病:多数由肺部感染血行播散所致,少数由鼻窦直接入侵,是骨髓移植患者脑部脓肿常见原因。

(4)曲霉性角膜炎:常有外伤史,裂隙灯检查可见隆起的角膜溃疡伴白色的边缘,界清,周围常有卫星状损害。

2. 变应性状态

一些曲霉的抗原可以引起机体过敏性反应,尤其对有遗传性过敏症的患者。

(1)外源性过敏性肺泡炎:又称农民肺,为反复吸入发霉干草或谷物中的曲霉引起,表现为伴有肉芽肿病变的急性、亚急性或慢性间质性肺泡炎。

(2)过敏性肺支气管曲霉病:多见于儿童、青少年,吸入曲霉孢子或呼吸道定植的曲霉引起,主要是Ⅰ和Ⅲ型变态反应。

3.中毒

有些曲霉能产生不同的曲霉菌毒素,现已证实长期摄入这些霉菌毒素可致癌,尤其是在动物中。黄曲霉产生黄曲霉毒素可引发肝细胞癌。

曲霉菌也可引起动物感染,在鸟类,曲霉菌可以引起呼吸系统的感染。在牛和绵羊体内,它也可以诱发霉菌性流产。家禽长期大量食入黄曲霉毒素(毒素污染了动物饲料)可致死。

侵袭性曲霉菌病(invasive aspergillosis,IA)的死亡率高达50%~100%,早期诊断、早期抗真菌治疗对降低死亡率非常重要。然而IA的早期诊断仍是临床上的难题,因为确诊标准需要组织活检、镜检或培养阳性,但真菌培养阳性率低且费时,即使培养阳性也不能区分是样本污染或是呼吸道定植,培养阴性也不能排除,而组织活检可行性差。

CT对于IA的早期诊断有较大的意义,且对于发现病情恶化,评估病情进展,评价治疗效果,帮助选择最佳的经皮肺活检位置有相当价值。

半乳甘露聚糖(palactomannan,GM)是曲霉菌细胞壁上的一种多糖抗原,由核心和侧链两部分组成,核心为呈线性构型的甘露聚糖,侧链主要由4~5个呋喃半乳糖残基组成,具有抗原性。除曲霉菌外,GM还存在于青霉菌中。当曲霉在组织中侵袭、生长时可释放进入血循环。用ELISA检测GM抗原,可以检测到标本中0.5~1.0 ng/mL的GM,可在临床症状和影像学尚未出现前数天(平均6~8 d)表达阳性被认为是目前对TA最有早期诊断价值的血清学检测方法。半乳甘露聚糖在血中存在时间短，建议对高危患者连续动态监测，每周至少2次。血清GM检测能区分侵袭性肺曲霉感染与假丝酵母、毛霉菌感染和烟曲霉口腔定植，在血液系统恶性肿瘤患者应用中具有较好的敏感性和特异性。GM的检测也可用于IA疗效的评价，血清GM浓度会随着IA的进展而增加，也会随着抗真菌治疗的有效而下降，未见下降意味着治疗失败，但应用卡泊芬净后半乳甘露聚糖值会出现升高。

第三节 病毒检验

一、呼吸道病毒

呼吸道病毒是指一大类以呼吸道为侵入途径，引起呼吸道局部及全身感染的一类病毒。在急性呼吸道感染中90%以上由这类病毒引起。常见的呼吸道病毒包括流行性感冒病毒、冠状病毒、麻疹病毒、腮腺炎病毒、风疹病毒、腺病毒、呼吸道合胞病毒等。所致疾病具有发病急、潜伏期短、传染性强、传播迅速、病后免疫力不持久等特点。

（一）流行性感冒病毒

流行性感冒病毒简称流感病毒，是引起人和动物流行性感冒（简称流感）的病原体，属正黏病毒科，包括甲（A）、乙（B）、丙（C）3型。其中甲型流感病毒是人类流感最重要的病原体。已引起多次世界性大流行，仅1918～1919年的世界大流行，死亡人数就多达2 000万，危害严重；乙型流感病毒一般引起局部或小流行；丙型流感病毒主要侵犯婴幼儿，多为散发感染，极少引起流行。

1. 生物学特性

（1）形态结构：流感病毒为有包膜的单股RNA病毒，多为球形,直径为 80~120 nm,从人或动物体内新分离出的病毒有时呈丝状或杆状。其结构可分为内、中、外 3 层。

1)内层:为病毒的核心,含病毒的核酸、核蛋白(NP)和 RNA 多聚酶。核酸为分节段的单股负链 RNA,甲型和乙型流感病毒有 8 个 RNA 节段、丙型只有 7 个 RNA 节段。每一个节段即为一个基因,能编码一种结构或功能蛋白,这一结构特点使病毒在复制过程中易发生基因重组导致新病毒株的出现。核酸外包绕的为核蛋白,为病毒的主要结构蛋白,构成病毒衣壳,呈螺旋对称型。核蛋白为一种可溶性抗原,免疫原性稳定,很少发生变异,具有型的特异性,是流感病毒分型的依据。

2)中层:为基质蛋白(M 蛋白),位于包膜与核心之间,具有保护病毒核心和维持病毒形态的作用。M 蛋白免疫原性稳定,具有型特异性,与核蛋白共同参与流感病毒的分型。

3)外层:是由脂质双层构成的包膜,包膜上镶嵌有两种糖蛋白刺突,即血凝素(HA)与神经氨酸酶(NA)。两者具有重要的免疫原性,是划分流感病毒亚型的依据。①血凝素呈柱状。可介导病毒包膜与宿主细胞膜融合,利于病毒吸附和穿入宿主细胞;能与鸡、豚鼠等多种动物和人的红细胞结合,引起红细胞凝集;具有型和株特异性,可刺激机体产生中和抗体,抑制病毒的感染。②神经氨酸酶呈蘑菇状:可水解宿主细胞表面的神经氨酸,利于成熟病毒的芽生释放。可破坏细胞膜上病毒的特异性受体,液化细胞表面的黏液,促使病毒从细胞上解离,利于病毒扩散。具有免疫原性,刺激机体产生的相应抗体,可抑制该酶的水解,从而抑制病毒的释放与扩散。

(2)分型与变异:根据核蛋白和基质蛋白抗原性的不同将流感病毒分为甲、乙、丙 3 型。甲型流感病毒又根据 HA 和 NA 的抗原性不同分为若干亚型。3 型流感病毒中甲型流感病毒最易发生变异,变异的形式有抗原性漂移和抗原性转变,变异的物质基础是

HA 和 NA，病毒变异幅度的大小直接影响流行规模的大小。乙型和丙型流感病毒不易发生抗原变异，至今尚未发现亚型。

1）抗原性漂移：因病毒基因组自发点突变引起，变异幅度小，属量变，即亚型内变异，引起甲型流感的中小型流行。

2）抗原性转变：因病毒基因组发生重组而引起，变异幅度大，属质变，大概每隔 10 ~ 15 年出现一个新的变异株，导致新亚型出现。由于人群对新亚型缺乏免疫力，往往引起流感大流行甚至暴发世界性大流行。

（3）培养特性：流感病毒宜在鸡胚和培养细胞中增殖。初次分离病毒以接种鸡胚羊膜腔最好，传代适应后可接种于鸡胚尿囊腔。病毒增殖后游离于羊水或尿囊液中，取羊水或尿囊液进行红细胞凝集试验以确定病毒的存在。细胞培养可选用原代猴肾细胞或狗肾传代细胞。流感病毒在鸡胚和培养细胞中并不引起明显的细胞病变，需用红细胞吸附试验或免疫学方法测定有无病毒增殖。自人体分离的流感病毒能感染多种动物，但以雪貂最为敏感。

（4）抵抗力：流感病毒对外界环境的抵抗力较弱，耐冷不耐热，室温下传染性很快丧失，加热 56 ℃ 30 min 可被灭活，-70 ℃以下或冷冻真空干燥可长期保存。对干燥、日光、紫外线、脂溶剂和甲醛等敏感。

2. 临床意义

流感的传染源主要为急性期患者。病毒随飞沫进入呼吸道，通过其表面的血凝素吸附于呼吸道黏膜上皮细胞膜的受体上。然后侵入细胞内增殖，引起细胞变性脱落、黏膜充血水肿等局部病变。经 1 ~ 3 d 的潜伏期，患者出现鼻塞、流涕、咳嗽、喷嚏、咽痛等症状，发病初期 2 ~ 3 d，鼻咽部分泌物中病毒含量最高，传染性强。病毒一般不入血，但可释放内毒素样物质入血，引起畏寒、发热、疲乏无力、头痛、全身肌肉关节酸痛等全身症状。流感属于自限性疾病，无并发症者一般病程不超过 1 周，但婴幼儿、老年人及患有慢性疾病的人易继发细菌感染,使病程延长症状加重,如并发肺炎等病死率高。

流感病后可获得对同型病毒的短暂免疫力,主要是机体产生的 HA 和 NA 抗体。抗 HA 为中和抗体,其与病毒结合后可消除病毒的感染力,尤其呼吸道局部 sIgA 在清除病毒、抵抗再感染中发挥重要作用。抗 NA 在减轻病情和阻止病毒扩散中发挥作用。细胞免疫主要靠 CD4 T 淋巴细胞,可辅助 B 细胞产生抗体,CD8 T 细胞可清除病毒。

流感病毒传染性强,传播迅速,流行期间应尽量避免人群聚集,公共场所应经常通风换气和进行空气消毒,用乳酸或食醋熏蒸,可灭活空气中的流感病毒。接种流感疫苗可获得对同一亚型病毒的有效免疫力。盐酸金刚烷胺是目前防治甲型流感的常用药物。其作用机制主要是抑制病毒的穿入和脱壳。干扰素及中草药(板蓝根、金银花、大青叶等)在减轻症状缩短病程方面有较好效果。

3. 微生物学检验

(1)标本采集:应在疾病的早期最好在发病后 3 d 内采集咽漱液、鼻咽拭子或鼻腔洗液等标本。

(2)分离与鉴定:标本经抗生素处理后进行鸡羊膜腔或尿囊腔接种,35 ℃培养 3 d,收集羊水或尿囊液做血凝试验检测病毒是否存在,血凝阳性的标本再进行血凝抑制试验以鉴定病毒的型别。原代人胚肾和猴肾细胞、传代狗肾细胞亦可用于流感病毒的分离,接种后经红细胞吸附试验和血凝试验检测病毒是否存在,阳性者用血凝抑制试验进行鉴定。

(3)标本直接检查:①显微镜检查,电镜观察可见球形或丝状病毒颗粒,用特异性抗体进行免疫电镜观察可提高检出率。②抗原检测,用 IF、EIA 和动态连续免疫荧光法等直接检测鼻咽部细胞内或细胞培养物中的流感病毒抗原。

（4）核酸检测：可采用核酸杂交法、RT-PCR 法检测标本中或扩增标本中的流感病毒 RNA。

（5）血清学诊断：取患者急性期（发病前 3 d）和恢复期（发病后 2～3 周）双份血清检测抗体。常用的方法有血凝抑制试验、中和试验和补体结合试验等。若恢复期血清抗体效价高出急性期 4 倍以上有诊断意义。

（二）其他呼吸道病毒

1. 麻疹病毒

麻疹病毒是引起急性呼吸道传染病麻疹的病原体。临床以发热、口腔黏膜斑及全身斑丘疹为主要特征。WHO 已将其列为计划消灭的传染病之一。

（1）生物学特性：麻疹病毒呈球形或丝状，直径 120～250 nm。核酸为完整分节段的单股负链 RNA，不易发生基因重组和变异，只有一个血清型。核衣壳呈螺旋对称结构，外有包膜，表面有血凝素（HA）和血溶素（HL）两种刺突，HA 能凝集猴等动物的红细胞，并能与宿主细胞受体吸附，HL 具有溶解红细胞及使细胞发生融合形成多核巨细胞的作用，在胞浆及胞核内均可出现嗜酸性包涵体。

麻疹病毒能在许多原代或传代细胞中增殖。麻疹病毒对理化因素的抵抗力较弱，加热 56 ℃ 30 min 和一般消毒剂均易将病毒灭活，对日光、紫外线及脂溶剂敏感。

（2）临床意义：急性期患者为传染源，主要通过飞沫经呼吸道传播，也可通过患者鼻腔分泌物、污染的玩具、日常用具等间接传播。麻疹病毒的传染性极强，易感者接触病毒后几乎全部发病，潜伏期至出疹期均有传染性，尤以出疹前、后 4～5 d 传染性最强。冬春季发病率最高，潜伏期为 1～2 周，病毒先在呼吸道上皮细胞内增殖，然后进入血流，形成第一次病毒血症，并随血流侵入全身淋巴组织和单核吞噬细胞系统，在其细胞内大量增殖后再次入血形成第二次病毒血症，患者出现发热、咳嗽、流涕、畏光、眼结膜充血等上呼吸道症状，此时多数患儿口颊黏膜出现中心灰白色外绕红晕的黏膜斑，有助于早期诊断，随后 1～3 d 患者皮肤相继出现红色斑丘疹。

麻疹一般可自愈，但年幼体弱者易并发细菌感染，引起支气管炎、中耳炎尤其肺炎等，是麻疹患儿死亡的主要原因。极个别患者，儿童期患麻疹痊愈后 2～17 年，可出现慢性进行性中枢神经系统疾患，称亚急性硬化性全脑炎（SSPE），该病是一种麻疹病毒急性感染后的迟发并发症，患者大脑功能发生渐进性衰退，表现为反应迟钝、神经精神异常、运动障碍，最后导致昏迷死亡。

麻疹病后可获牢固免疫力，包括体液免疫和细胞免疫。6 个月以内的婴儿因从母体获得 IgG 抗体故不易感染，但随着年龄增长，抗体逐渐消失，自身免疫尚未健全，易感性随之增加。预防麻疹的有效措施是及时隔离患者，对儿童进行人工主动免疫，提高机体免疫力。

（3）微生物学检验

1）标本采集：取患者发病早期的鼻咽拭子或鼻咽洗液、痰、血液和尿等标本。

2）病毒分离：患者标本经常规处理后接种原代人胚肾细胞、猴肾或羊膜细胞中培养，观察到复核巨细胞、细胞质和核内出现嗜酸性包涵体即可做出初步诊断。

3）抗原检测：用直接或间接免疫荧光法、ELISA 法检测病毒抗原。

4）抗体检测：取患者急性期和恢复期双份血清测特异性抗体，若恢复期血清抗体效价比急性其增高 4 倍以上即有诊断意义。常用 HI 试验，间接免疫荧光法和 ELISA 法。

5）核酸检测：采用原位核酸杂交法或 RT-PCR 法检测细胞内有无病毒核酸存在。

2. 腮腺炎病毒

腮腺炎病毒是流行性腮腺炎的病原体。

(1)生物学特性：病毒呈球形，核酸为单股负链 RNA，核衣壳呈螺旋对称，有包膜，包膜上含不 HA-NA 刺突和融合因子刺突。病毒易在鸡胚羊膜腔内增殖，在猴肾等细胞中培养能使细胞融合形成核巨细胞。腮腺炎病毒只有一个血清型。病毒抵抗力较弱，56 ℃ 30 min 可被灭活，对脂溶剂及紫外线敏感。

(2)临床意义：人是腮腺炎病毒的唯一宿主。传染源为患者和病毒携带者，病毒主要通过飞沫经呼吸道传播，也可通过接触患者的唾液或污染的物品而传播。易感者为 5 ~ 14 岁儿童，冬春季易发。潜伏期一般为 2 ~3 周，病毒在呼吸道上皮细胞和面部淋巴结内增殖，随后侵入血流引起病毒血症，病毒经血流侵入腮腺及其他器官如卵巢、期腺、肾脏等增殖。引起一侧或两侧腮腺肿大，患者有发热、腮腺疼痛和乏力等症状，若无并发感染，大多可自愈，病程一般为 1 ~2 周。青春期感染者，男性易并发睾丸炎，女性易并发卵巢炎，也可引起无菌性脑膜炎及获得性耳聋等，腮腺炎是导致男性不育症和儿童期获得性耳聋最常见的原因之一，病后可获得牢固免疫力。疫苗接种是最有效的预防措施，丙种球蛋白有防止发病或减轻症状的作用。

(3)微生物学检验

1)标本采集：取患者发病早期的唾液、尿液、脑脊液和血液等标本。

2)病毒分离：用原代恒河猴细胞或人胚肾细胞分离培养。

3)抗原检测：用免疫荧光法检测发病早期患者的唾液、脑脊液和尿液中的抗原成分做早期诊断。

4)抗体检测：采用 ELISA 法、血凝抑制试验检测双份血清中 IgM、IgG 抗体，IgG 抗体在升高 4 倍或 4 倍以上有诊断意义。

5)核酸检测：可采用 RT-PCR 或核苷酸测序检测病毒核酸。

二、人类肠道病毒

人类肠道病毒属于小 RNA 病毒科肠道病毒属，有 70 多个血清型，主要包括以下几种。①脊髓灰质炎病毒Ⅰ、Ⅱ、Ⅲ型；②柯萨奇病毒 A、B 组：A 组包括 A1～A22、A24 型（原 A23 型已归人埃可病毒 9 型），B 组包括 B1～B6 型；③人类肠道致细胞病变孤儿病毒（ECHOV）：简称埃可病毒，包括 1～9，11～27，29～33 型（10 型归到呼肠病毒、28 型归到鼻病毒 1A、34 型归到柯萨奇病毒 A24）；④新型肠道病毒：是 1969 年后陆续分离到的，有 4 个血清型，即 68～71 型。

肠道病毒属的共同特征有：①病毒体呈球形，直径 17～30 nm，无包膜，衣壳为 20 面体对称；②核心为单股正链 RNA，有感染性；③在宿主细胞质内增殖，以溶原方式释放，引起细胞病变；④耐乙醚，耐酸，pH 值 3～5 条件下稳定，不易被胃酸和胆汁灭活，对热和化学消毒剂抵抗力不强，56 ℃ 30 min 可被灭活，对各种强氧化剂、紫外线、干燥敏感；⑤经粪-口途径传播，以儿童感染为主，临床表现多样化。

（一）脊髓灰质炎病毒

脊髓灰质炎病毒是脊髓灰质炎的病原体，主要损害脊髓前角运动神经细胞，引起机体的迟缓性麻痹，主要在儿童期致病。脊髓灰质炎又叫小儿麻痹症，曾导致成千上万儿童瘫痪，是世界卫生组织（WHO）推行计划免疫进行重点防控的传染病之一。1988 年 WHO 提出要在 2000 年全球消灭脊髓灰质炎病毒野毒株引起的麻痹型病例，这是继天花后被要求消灭的第二个传染病。2001 年 10 月，WHO 在日本京都召开会议，做出了脊髓灰质炎已在包括中国在内的西太平洋地区消灭的结论。

1. 分类

脊髓灰质炎病毒可根据衣壳蛋白 VP1 抗原性不同，分为Ⅰ、

Ⅱ、Ⅲ型。其物理性状相同，RNA 碱基组成相似，各型间的核苷酸有 36% ~52% 的同源性。

2. 临床意义

传染源为患者或隐性感染者，后者不仅人数众多，且不易被发现和控制，因而对本病的扩散和流行有着重要作用。脊髓灰质炎病毒主要通过污染的饮食、生活用品等经消化道传播，也有报道经空气飞沫传播。未感染或接种人群普遍易感，出生 4 个月以下婴儿可能保留母体携带的抗体而具有保护性。

根据病程及病情，脊髓灰质炎临床疾病过程可分为隐性感染、顿挫型脊髓灰质炎、无麻痹性脊髓灰质炎、麻痹性脊髓灰质炎、恢复期及后遗症期。

（1）隐性感染：脊髓灰质炎病毒自口、咽或肠道黏膜侵入机体后，一天内即可到达扁桃体、咽壁淋巴组织、肠壁集合淋巴组织等局部淋巴组织中生长繁殖，并向局部排出病毒。潜伏期为 2 ~10 d，起病缓急不一，大多有低热或中等热度，乏力不适，伴有咽痛、咳嗽等上呼吸道症状，或有恶心、呕吐、便秘、腹泻、腹痛等消化道症状，神经系统尚无明显异常。上述症状持续数小时至 4 d，若此时人体免疫力较强，可将病毒控制在局部，形成隐性感染。

（2）顿挫型脊髓灰质炎：约 5% 的感染者体内病毒进一步侵入血流（第一次病毒血症），2 d 后到达各处非神经组织，如呼吸道、肠道、皮肤黏膜、心、肾、肝、胰、肾上腺及全身淋巴组织中繁殖。如果此时血循环中的特异性抗体足够中和病毒，则疾病发展至此为止，形成顿挫型脊髓灰质炎，患者仅有上呼吸道及肠道症状，而不出现神经系统病变，患者多于发病 1 ~4 d 体温迅速下降而痊愈。

（3）无麻痹性脊髓灰质炎：当体内病毒量大、毒力强，机体免疫力低下时，病毒随血流播散至全身淋巴组织和易感的非神经组织处并繁殖，然后再次大量进入血液循环（第二次病毒血症），体温再次上升（称双峰热），此时病毒可经血脑屏障侵入脊髓前角运动神经细胞,引起无菌性脑膜炎。一部分患者进入瘫痪前期,出现神经系统症状如头痛,颈、背及四肢肌肉痛,感觉过敏。可因颈、背肌痛而出现颈部阻力及阳性克尼格征、布鲁辛斯基征,肌腱反向及浅反射后期减弱至消失,但无瘫痪。轻症患者3～4 d体温下降,症状消失而病愈。

(4)麻痹性脊髓灰质炎:1%～2%的患者在发病2～7 d后体温开始下降,发展为麻痹性脊髓灰质炎,出现肢体瘫痪。瘫痪可突然发生或在短暂肌力减弱之后发生,腱反射常出现减弱或消失。在5～10 d内可相继出现不同部位的瘫痪,并逐渐加重。临床上分为以下几型。①脊髓型麻痹:较多见,呈弛缓性瘫痪,可累及任何肌肉或肌群,病变大多在颈、腰部脊髓,故常出现四肢瘫痪,尤以下肢多见。病变出现在颈、胸部脊髓时,可影响呼吸。偶见尿潴留或失禁、便秘,常与下肢瘫痪并存,多见于成人。②延髓型麻痹:病情多严重,常与脊髓麻痹同时存在,可出现脑神经麻痹、呼吸中枢损害、血管舒缩中枢损害等,导致呼吸障碍及昏迷。③脑型麻痹:极少见,表现为烦躁不安、失眠或嗜睡,可出现惊厥、昏迷及痉挛性瘫痪,严重缺氧时也可有神志改变。

(5)恢复期及后遗症期:急性期过后1～2周病肌以远端起逐渐恢复,腱反射也逐渐正常。轻症患儿1～3个月恢复功能,重症者常需6～18个月或更久才能恢复。1～2年后仍不恢复留有后遗症,长期瘫痪的肢体可发生肌肉痉挛、萎缩和变形,下肢受累者出现跛行,甚至不能站立。我国从1960年开始自制脊髓灰质炎减毒活疫苗,一种是三型单价糖丸,另一种是混合多价糖丸,为Ⅰ、Ⅱ、Ⅲ型混合物。目前普遍采用后一类型疫苗,此型疫苗可在-20 ℃保存2年,4～8 ℃ 保存5个月。一般首次免疫应在婴儿第2个月龄时开始,连服3次,间隔4～6周,4岁和7岁时再各加强免疫一次。95%以上的接种者可产生长期免疫,并可在肠道内产生特异性抗体sIgA。

3. 生物学特性

脊髓灰质炎病毒在电镜下呈球形颗粒，相对较小。直径 20～30 nm，呈 20 面体立体对称。病毒颗粒中心为单股正链 RNA，外围由 32 个衣壳微粒形成外层衣壳，无包膜。壳微粒含 4 种结构蛋白 VP1、VP3 和由 VP0 裂解而成的 VP2 和 VP4。VP1 位于衣壳表面，可诱导中和抗体的产生，具有型特异性，据此将病毒分为Ⅰ、Ⅱ、Ⅲ型。VPI 对人体细胞膜上受体有特殊亲和力，与病毒的致病性和毒性有关。VP2 与 VP3 半暴露，具抗原性。VP4 为内在蛋白，与 RNA 密切结合，当 VP1 与敏感细胞上受体结合后，VP4 暴露，衣壳松动，病毒基因以脱壳方式侵入细胞。

脊髓灰质炎病毒培养以人胚肾、人胚肺、人羊膜及猴肾等原代细胞最为敏感，在 Hela、Vero 等细胞中也易培养，最适培养温度为 37 ℃，培养后可引起细胞圆缩、脱落等细胞病变。

脊髓灰质炎病毒无包膜，故可抵抗乙醚、乙醇和胆盐。在 pH 值 3.0～10.0 的环境中病毒可保持稳定，对胃液、肠液具有抵抗力，利于病毒在肠道生长繁殖。病毒生存能力很强，在污水及粪便中可存活 4～6 个月，-70～-20 ℃可存活数年，但对高温及干燥敏感，煮沸立即死亡，加温 56 ℃半小时可被灭活，紫外线可将其杀死。各种氧化剂、体积分数 2% 碘酊、甲醛、升汞及 1∶1 000 高锰酸钾均可很快使病毒灭活，丙酮、苯酚的灭活作用较缓慢。体积分数 70% 酒精、5% 来苏水无消毒作用，抗生素及化学药物也无效。

4. 微生物学检验

（1）标本采集：发病 2 周以内，间隔 24～48 h，收集两份足量粪便标本（每份应在 8 g 左右），密封后在冷藏条件下由专人运送至合格实验室尽快分离病毒，短期保存要在冷冻或冷藏条件下（2～8 ℃），长期保存要在-80 ℃。发病早期 1 周内可采集咽部标本，整个病程中均可采集粪便标本用于病毒的分离。

(2)标本直接检查

1)显微镜检查:通过电子显微镜观察标本中的病毒颗粒,或用病毒特异性抗体对病毒进行免疫电镜检查。

2)核酸检测:标本可采用病 cDNA 做核酸杂交或设计特异性核酸序列引物做 RT-PCR,设阴性对照和阳性对照,扩增出特异性产物为阳性结果。也可通过实时荧光定量 RT-PCR 对标本中病毒特异性核酸进行半定量。

3)抗原检测:可采用免疫荧光、ELISA 等方法直接检测标本中的病毒抗原。

(3)分离培养和鉴定:粪便标本需要预处理,在生物安全柜中取大约 2 g 粪便标本加至标记好的含 1 g 玻璃珠、11 mL 氯仿、10 mL PBS 的离心管中;拧紧离心管,剧烈震荡 20 min;4 ℃ 4 000 r/min 离心 20 min;在生物安全柜中收集上清液并加至有外螺旋盖的冻存管中(如果上清液不清澈,应再用氯仿处理一次);于 4 ℃ 4 000 r/min 离心 30 min。取上清液接种人或猴肾原代细胞或 Hela、Vero 等细胞分离病毒。病毒在细胞内增殖迅速,于 24 ~ 48 h 可出现典型细胞病变,细胞圆缩、堆积、坏死、脱落,3 d 后细胞全部发生病变。对分离出的病毒可通过免疫学检测或基因测序等技术进行鉴定和分型。

(4)抗体检测:单份血清 IgG 抗体阳性不能鉴别曾经或近期感染,需要动态观察。采集双份血清,第 1 份在发病后尽早采集,第 2 份相隔 2 ~ 3 周之后。脑脊液或血清抗脊髓灰质炎病毒 IgM 抗体阳性或双份血清 IgG 抗体效价有 4 倍升高者,有诊断意义。中和抗体诊断价值较高,可以对病毒分型,在发病时出现,病程 2 ~ 3 周后达高峰,终身保持。

(二)柯萨奇病毒与埃可病毒

柯萨奇病毒(CV)是 1948 年 Dalldorf 和 Sickles 从美国纽约州柯萨奇镇两名临床症状疑似麻痹型脊髓灰质炎患儿粪便中分离出

来的，因而得名。埃可病毒最早是1951年在脊髓灰质炎病毒流行期间，从健康儿童粪便中分离出来的。当时不清楚这类病毒与人类疾病的关系，故命名为人类肠道致细胞病变孤儿病毒，简称埃可病毒。

（1）分类：迄今为止，柯萨奇病毒有29个血清型，根据病毒对乳鼠的致病特点及对细胞敏感性不同，分为A（CVA）、B（CVB）两组，A组包括A1～A22、A24型（原A23型已归入埃可病毒9型），B组包括B1～B6型。埃可病毒有31个血清型，包括1～9，11～27，29～33型（10型归到呼肠病毒、28型归到鼻病毒1A、34型归到柯萨奇病毒A24）。病毒各型间致病力和致病类型均不同。

（2）临床意义：传染源是患者或无症状病毒携带者，主要通过粪-口途径传播，也可通过呼吸道或眼部黏膜感染。柯萨奇病毒和埃可病毒均可经消化道感染人体，在咽部和肠道淋巴组织中增殖，潜伏期为1～2周，经过两次病毒血症后侵入靶器官（脊髓、脑、脑膜、心肌和皮肤等），产生浸润性感染，靶器官出现继发性炎症。两种病毒均以隐性感染为主，隐性感染与显性感染的比例约为100∶1，出现症状者也大多为轻型或顿挫感染，严重感染者少见。可引起以下疾病。①脑膜炎和轻度麻痹：脑膜炎的早期症状为发热、头痛、恶心、腹痛及全身不适。1～2 d后可出现背项僵硬、脑膜刺激征，也可出现呕吐、肌无力等。几乎所有的柯萨奇病毒和大部分埃可病毒都可引起脑膜炎和麻痹性中枢神经系统疾病。②疱疹性咽峡炎：常发生在幼儿，主要由柯萨奇病毒A组A1、A6、A8、A10和A22型引起，表现为突然发热和喉痛，咽部充血、出现小红色囊疱疹，伴有吞咽困难、呕吐和腹痛等症状。③手足口病：柯萨奇病毒A16为手足口病常见病原体，可造成暴发流行。特点是出红疹、最早出现在口腔黏膜，最后出现在手和脚。EV71也是该病的常见病原体，柯萨奇病毒A4、A5、A9、A10和B5也可以引起该病。④流行性胸痛：常由CVB引起，个别与CVA有关。症状为突发性发热和两侧胸部阵发性胸痛，常伴有腹痛和全身不适，症状可持续 2～3 周。⑤心肌炎和心包炎：柯萨奇病毒与心肌疾病的关系密切，CVB 是原发性心肌疾病的主要病原体，成人和儿童均可受感染，可引起急、慢性心肌疾病。⑥结膜炎：一般由柯萨奇病毒引起，也可由埃可病毒引起。CVA24 曾在历史上引起几次大流行，感染者患充血性结膜炎，少数患亚急性结膜炎，恢复常需 1～2 周。⑦新生儿疾病：新生儿中柯萨奇病毒所致的感染比较常见，一部分是通过胎盘感染，另一部分是医院内感染，感染患儿出现嗜睡、喂养困难、发热、呕吐等症状。严重者出现心肌炎、心包炎、呼吸窘迫、胸膜炎、脑膜炎等，临床过程可以很快发展，甚至会导致死亡。⑧胰腺疾病：还有一些关于柯萨奇病毒感染造成胰腺炎的病例，特别是在新生儿中由 CVB 引发的胰腺炎。

(3)生物学特性：柯萨奇病毒和埃可病毒在电镜下呈球形颗粒，较小，直径 17～30 nm，呈 20 面体立体对称。病毒颗粒中心为单股正链 RNA，无包膜，核衣壳含 4 种结构蛋白 VP1、VP2、VP3 和 VP4。柯萨奇与埃可病毒的抗原性复杂，型别多，型内有抗原变异，故给病毒的血清学诊断和鉴定带来困难。

柯萨奇病毒和埃可病毒除少数几个型别必须在乳鼠、猴肾细胞中增殖外，其余都能在人二倍体细胞中培养，最适培养温度为 37 ℃，培养后可引起细胞圆缩、脱落等细胞病变。

两种病毒无包膜，故可抵抗乙醚、乙醇和氯仿等有机消毒剂，在 pH 值 3.0～10.0 的环境中病毒可保持稳定，-4 ℃可存活数周，-70～-20 ℃可存活数年，但对高温及干燥敏感，煮沸立即死亡，加温 56 ℃半小时、紫外线照射均可将其灭活。0.1 mol/L 的盐酸、游离氯、3%～5%甲醛均可很快使病毒灭活。

(4)微生物学检验

1)标本采集：发病早期采集粪便、直肠拭子、咽拭子和血液标本等，密封后在冷藏条件下由专人运送至合格实验室尽快分离病毒，冷冻或冷藏条件下（2～8 ℃）可短期保存。送检的粪便标本在接种前要做预处理。

2）标本直接检查：通过电子显微镜或免疫电镜观察；用核酸杂交或 RT-PCR、基因芯片、荧光免疫等技术来检测标本中病毒特异性的核酸序列和蛋白。

3）分离培养和鉴定脑膜炎：患者可以从脑脊液中分离出病毒，发病早期咽拭子也可以分离出病毒。患儿发病早期可从血液中分离病毒，之后可从肛拭子和粪便中分离。根据不同临床症状，可以从患者尿液、疱疹液、结膜液或鼻咽分泌液中分离到病毒，尤其是 CVA24、CVA21 等。用 Hela 等细胞 37 ℃培养病毒 24～48 h 可出现典型细胞病变，细胞圆缩、堆积、坏死、脱落，3 d 后细胞全部发生病变，离心去除细胞碎片，病毒留在上清液中。对分离出的病毒可通过免疫学方法、基因测序等技术来进行鉴定和分型。

4）抗体检测：用免疫学方法检测患者血清中特异性抗体，作为辅助诊断。

三、甲型肝炎病毒

甲型肝炎病毒属于小 RNA 病毒科肝 RNA 病毒属。

1. 临床意义

HAV 是甲型病毒性肝炎的病原体。其感染呈全球分布。HAV 主要通过肠道传播，有隐性感染和显性感染两种，后者引起急性甲型肝炎，传染源为患者或隐性感染者。病毒通常由患者粪便排出体外，经污染食物、水源、海产品及食具等传播而引起暴发或散发流行，潜伏期平均 28 d（15～50 d），发病较急，多出现发热、肝大、疼痛等症状，一般不发展为慢性肝炎和慢性携带者，除重症肝炎外，患者大多预后良好。甲型肝炎患者潜伏末期及急性期粪便有传染性。好发年龄为 5～30 岁。

甲型肝炎临床分为急性黄疸型、急性无黄疸型、亚临床型、急性淤胆型。临床表现从急性无黄疸型肝炎到急性重型肝炎。临床表现与患者年龄、感染病毒量有关。年龄越小症状越轻，3 岁以下多为隐性感染或无黄疸型肝炎，随着年龄增长，临床症状加重，成年人多表现为急性黄疸型肝炎。甲型肝炎感染后，机体在急性期和恢复早期出现 HAV IM 型抗体，在恢复后期出现 HAV IgG 型抗体，并维持多年，对甲肝病毒的再感染具有免疫防御能力。

2. 生物学特性

HAV 为直径约 27 nm 球形颗粒，无包膜，衣壳蛋白呈 20 面体立体对称，单股正链 RNA 病毒，只有一个血清型。电镜下可见实心颗粒和空心颗粒两种。前者是由衣壳蛋白和 RNA 基因组构成的完整成熟病毒体，有感染性和抗原性。后者为缺乏病毒核酸的空心衣壳，无感染性但有抗原性。

HAV 基因组全长约 7.5 kb，由 5′末端非编码区（5′noncoding region，5′NCR）、开放读码框架（ORF）和 3′NCR 组成，G+Cmol% 仅为 38%，明显低于肠道病毒属。5′NCR 区约占全长 10%，是基因组的起始区和基因组中最保守的序列，在翻译过程中有重要作用。ORF 分为 P1、P2 和 P3 三个功能区，编码约 2 200 个氨基酸的前体蛋白。P1 区编码衣壳蛋白，衣壳蛋白主要由 VP1、VP2 和 VP3 多肽组成，具有抗原性，可刺激机体产生中和抗体；而 VP4 多肽缺如或很少，一般检测不到。P2 和 P3 区编码非结构蛋白。P2 区编码 2A、2B 和 2C 蛋白。P3 区编码 3A、3B、3C 和 3D 蛋白，其中 3A 蛋白由一段 21 个疏水氨基酸残基组成，锚定细胞膜；3B 蛋白为病毒基因组连接蛋白（VPg），与病毒基因组的 5′端结合，具有启动病毒 RNA 复制的作用；3C 蛋白是蛋白酶，将前体蛋白进行剪切、加工，使之成为具有功能的结构和非结构蛋白；3D 蛋白是依赖 RNA 的 RNA 聚合酶。3′NCR 区位于编码区之后，后接一 poly A 尾，与 HAV RNA 的稳定性有关。

根据 HA 核苷酸序列差异，将其分为 Ⅰ ~ Ⅶ基因型，其中 Ⅰ、

Ⅱ、Ⅲ和Ⅶ型为感染人 HAV(hHAV),我国多为Ⅰ型,Ⅳ、Ⅴ和Ⅵ型为感染猿猴 HAV。

3. 微生物学检验

HAV 虽可在培养细胞中增殖,但不引起明显的细胞病变,难以判定病毒是否增殖,故实验室诊断一般不依靠分离病毒。病毒核酸检测目前尚未推荐用于常规临床检测,所以临床主要以免疫学检测为主。

(1)标本采集:依据标准操作规程(SOP)进行血清或血浆的采集、运送、处理和储存,血清或血浆在 4 ℃可保存数周。粪便标本应在发病前 2 周或出现症状后数天内采集,儿童粪便排病毒的时间较长。

(2)检验方法

1)显微镜检查:由于粪便标本中病毒含量较低且干扰因素多,直接电镜方法检测 HAV 难以在临床上常规开展。采用免疫电镜检测患者粪便上清液,与高效价的特异性抗体相互作用,观察形成的病毒-抗体聚集物,即采用单克隆抗体使 HAV 病毒颗粒聚集,病毒-抗体聚集物通过 A 蛋白或者抗免疫球蛋白结合到铜网上。尽管电镜技术非常有用,但因其耗时、烦琐、昂贵且需要训练有素的人员,难以适用于临床大量标本检测,故作为临床诊断技术已逐渐被其他方法所取代。

2)免疫学检测:抗 HAV IgM 是诊断甲型病毒性肝炎的最重要和常用的特异性诊断指标。目前常用 IgM 抗体捕捉 ELISA 检测法,敏感性与特异性均较高。其原理是用抗人 IgM 重链(抗人链)包被 ELISA 微孔,样本中的人 IgM 抗体被捕捉,其中的抗 HAV IgM 与随后加入的 HAV 抗原及其酶标记的 HAV IgG 抗体(抗 HAV IgG-HRP)的结合物顺序结合,在反应孔表面形成抗人链,抗 HAV IgM-HAV Ag-抗 HAV IgG-HRP 的免疫复合物,使底物显色。抗 HAV IgG 或 HAV 总抗体是采集患者发病早期和恢复期血清,用

ELISA 或其他方法检测血清中抗 HAV IgG 或总抗体变化，有助于 HA 感染的流行病学调查、了解个体既往感染或 HAV 疫苗接种后的效果。

3）抗原检测；最早用于检测 HAV 抗原的方法为 RIA，但由于需要特殊设备及存在放射性污染等问题，已基本被 EIA 技术所取代。用 ELISA 检测时多采用双抗体夹心法检测，即用 HAV 抗体包被 ELISA 微孔板，后加入待测标本，标本中 HAV 抗原与固相表面的 HAV 抗体结合，再加入酶标记的 HAV 抗体，通过底物显色判断是否存在 HAV 抗原。若用硝基纤维素膜（NC）作为非特异性抗原捕获的高效固相载体，即 NC-ELISA 法，可提高检测的灵敏度。但由于 HAV 抗原检测缺乏商品化试剂，难以常规开展。

（3）核酸检测：检测 HAV 核酸的方法包括两大类，即核酸分子杂交与反转录 PCR（RT-PCR）。核酸检测法目前尚未推荐用于疑似急性甲型肝炎的常规检验方法。

1）核酸分子杂交法：提取临床标本中的 HAV RNA，用非放射性核素（如地高辛或生物素）或放射性核素（如 2P）标记的 HAV 基因片段作为探针进行杂交反应，通过检测杂交信号判断标本中是否存在 HAV RNA。核酸分子杂交法比 ELISA 或者 RIA 检测 HAV 抗原的方法更为敏感。

2）RT-PCR：提取标本中 HAV RNA，将其反转录成 cDNA，用 PCR 方法对 HAV 特异性 cDNA 进行扩增，PCR 扩增产物经琼脂糖凝胶电泳后进行溴化乙啶染色或经 Souther 杂交或者斑点杂交鉴定。利用包被在 PCR 反应管壁（微孔）上的 HAV 单克隆抗体吸附样本中的 HAV，然后加热变性释放出病毒 RNA，再进行 RT-PCT，进一步提高检测的敏感性，可检出样本中极微量的 HAV。PCR 引物多依据 5′NCR 中的保守序列设计合成。

4. 报告及解释

抗体检测是临床最主要的检验方法，用于患者有急性肝炎的临床症状(如疲乏、腹痛、食欲下降、恶心和呕吐等)和黄疸或血清氨基酸转移酶水平升高,或者患者可能曾暴露于甲肝病毒。抗HAV IgM是诊断甲型病毒性肝炎的最重要和常用的特异性诊断指标。抗HAV IgG或HAV总抗体在患者发病早期和恢复期,血清有4倍以上变化,提示甲型肝炎感染。单次测定用于流行病学调查、个体的既往感染或疫苗接种后的效果评价。抗HAV IgG出现于病程恢复期,较持久,甚至终身阳性,是获得免疫力的标志,一般用于流行病学调查。

做出急性或者既往感染的判断时,应考虑:①标本中检出病毒抗原和核酸,提示急性感染,但阴性结果不能排除感染。②存在IgM型抗体可确定急性或近期感染,但是阴性结果也不能排除感染。③总抗体或IgG型抗体是在所有急性感染者或既往感染者中均可检出,但难以确定初始感染时间。

四、乙型肝炎病毒

人类乙型肝炎病毒于1998年被国际病毒命名委员会正式划归新的病毒科——肝DNA病毒科,属于正嗜肝病毒属。

1. 临床意义

HBV是乙型病毒性肝炎的病原体。HBV感染呈世界性流行,但不同地区感染的流行程度差异很大。据世界卫生组织报道,全球约20亿人曾感染过HBV,其中3.5亿人为慢性感染者,每年约有100万人死于HBV感染所致的肝硬化、肝衰竭和原发性肝细胞癌。我国属高流行地区,2006年全国乙型肝炎流行病学调查表明,我国1~59岁一般人群HBsAg携带率为7.18%,5岁以下儿童的HBsAg携带率仅为0.96%。据此推算,我国现有的慢性HBV感染者约9 300万,其中慢性乙型肝炎患者约2 000万例。血清型主要是adw、adr、ayw和ayr 4种,我国长江以北adr占优势,长江以南adr和adw混存,新疆、西藏和内蒙古当地民族几乎均为ayw。我国

HBV 基因型以 B 型和 C 型为主，其中北方以 C 型为主，而南方以 B 型为主，部分地区两者大致相当。

HBV 传播途径主要有 3 类：

（1）血液、血制品等传播：可经各种血制品、注射、手术、拔牙、针刺等传播。医院内污染的器械（如内镜、器械等）也可导致医院内传播。

（2）接触传播：通过唾液、剃须刀和共用牙刷等均可引起 HBV 感染。性行为，尤其男性同性恋之间也可传播 HBV。但尿液、鼻液和汗液传播的可能很小。

（3）母婴传播：包括母体子宫内感染、围产期感染和产后密切接触感染 3 种，其中主要是围产期感染，即分娩前后 15 d 及分娩过程中的感染。人感染后，病毒持续 6 个月仍未被清除者称为慢性 HBV 感染。感染时年龄是影响慢性化最主要因素。在围生（产）期、婴幼儿期感染 HBV 者中，分别有 90% 和 50% ~80% 将发展成慢性感染，而在青少年和成人期感染 HBV 者仅 5% ~10% 发展成慢性感染。其感染的自然史一般可分为 3 个期，即免疫耐受期、免疫清除期和非活动或低（非）复制期，而在成人期感染者一般无免疫耐受期。

乙型肝炎临床可分为急性乙型肝炎、慢性乙型肝炎、乙型肝炎肝硬化、携带者和隐匿性慢性乙型肝炎。急性乙型肝炎临床表现与甲型肝炎相似，多呈自限性，常在半年内痊愈。慢性乙型肝炎病程超半年，仍有肝炎症状、体征及肝功能异常者。乙型肝炎肝硬化是由慢性乙型肝炎发展的结果，其病理学特征是弥漫性纤维化伴有假小叶形成。乙型肝炎携带者又分为慢性 HBV 携带者和非活动性 HBsAg 携带者。隐匿性慢性乙型肝炎是指血中 HBsAg 阴性，但血和（或）肝组织中 HBV DNA 阳性，并有慢性乙型肝炎的临床表现。

2. 生物学特性

在 HBV 感染患者血液中,可见到 3 种不同形态与大小的 HBV 颗粒。①大球形颗粒:又称 Dane 颗粒,是完整的感染性病毒颗粒,呈球形,直径 42 nm,具有双层衣壳。外衣壳由脂质双层与蛋白质组成,镶嵌有乙肝表面抗原(HBsAg)和少量前 S 抗原。病毒内衣壳是直径为 27 nm 的核心结构,其表面是乙肝核心抗原(HBcAg),核心内部含有 DNA、DNA 聚合酶和蛋白酶。血液中检出 Dane 颗粒标志着肝内病毒复制活跃。②小球形颗粒:是乙型肝炎患者血液中常见的颗粒,其直径 22 nm,成分为 HBsAg 和少量前 S 抗原,不含 HBV DNA 和 DNA 聚合酶,无感染性,由组装 Dane 颗粒时产生的过剩病毒衣壳装配而成。③管形颗粒:成分与小球形颗粒相同,直径 22 nm,长 100 ~700 nm,由小球形颗粒连接而成。

3. 微生物学检验

(1)标本采集:依据 SOP 进行血清或血浆采集、运送、处理和储存。免疫学检测可用血清或血浆。核酸检测多用血清,如采用血浆,应为柠檬酸盐或者 EDTA 抗凝,因肝素可与 DNA 结合,从而干扰 Tag DNA 聚合酶作用,导致 PCR 假阴性。标本应在采集后 6 h内处理,24 h 内检测,否则存放于-70 ℃。

(2)检验方法

1)免疫学检测:检测 HBV 标志物是临床最常用的病原学诊断方法。目前常用 ELISA 定性测定 HBV 标志物用于判断是否感染 HBV;CLIA 定量/半定量测定用于 HBV 治疗效果的评估,HBV 疫苗接种效果的评价。

HBV 标志物包括 3 个抗原抗体系统,HBsAg 与抗 HBs、HBeAg 与抗 HBe、HBcAg 与抗 HBc,由于 HBcAg 在血液中难以测出,故临床免疫学检测不包括 HBcAg,而抗 HBc 分为抗 HBc IgM 和 HBc IgG,因此 HBV 标志物检测俗称乙肝两对半检测。

HBsAg 和抗 HBs:HBsAg 是 HBV 感染后第一个出现的血清学

标志物，是诊断的重要指标之一。HBsAg 阳性见于急性肝炎、慢性肝炎或无症状携带者。急性肝炎恢复后，HBsAg 一般在 1～4 个月内消失，持续 6 个月以上则认为转为慢性肝炎。无症状 HBsAg 携带者是指肝功能正常的乙肝患者，虽然肝组织已有病变，但无临床症状。在急性感染恢复期可检出抗 HBs，一般是在 HBsAg 从血清消失后发生抗 HBs 阳转。抗 HBs 是一种中和抗体，是乙肝康复的重要标志。抗 HBs 对同型病毒感染具有保护作用，可持续数年。抗 HBs 出现是 HBsAg 疫苗免疫成功的标志。

HBeAg 和抗 HBe：HBeAg 是一种可溶性抗原，是 HBV 复制及传染性强的指标，在潜伏期与 HBsAg 同时或在 HBsAg 出现稍后数天就可在血液中检出。HBeAg 持续存在时间一般不超过 10 周，如超过 10 周则提示感染转为慢性化。抗 HBe 出现于 HBeAg 阴转后，比抗 HBs 晚但消失早，其阳性表示 HBV 复制水平低，传染性下降，病变趋于静止（但有前 C 区突变者例外）。

HBcAg 和抗 HBc：HBcAg 存在于病毒核心部分以及受染的肝细胞核内，是 HBV 存在和复制活跃的直接指标。血液中量微，不易检测。HBcAg 抗原性强，在 HBV 感染早期即可刺激机体产生抗 HBc，较抗 HBs 出现早得多，早期以 IgM 为主，随后产生 IgG 型抗体。抗 HBc IgM 阳性多见于乙型肝炎急性期，但慢性乙肝患者也可持续低效价阳性，尤其是病变活动时；HBc 总抗体主要是抗 HBc IgG，只要感染过 HBV，无论病毒是否被清除，此抗体均为阳性，可持续存在数年。抗 HBc 不是保护性抗体，不能中和乙肝病毒。

2）核酸检测：血清中存在 HBV DNA 是诊断感染最直接依据，可用定性 PCR 法、荧光定量 PCR 法和核酸杂交法检测。HBV DNA 定性和定量检测反映病毒复制情况或水平，主要用于慢性感染的诊断、血清 DNA 及其水平的监测以及抗病毒疗效。核酸杂交技术直接检测血清中 DNA。目前最常用的方法是定性 PCR 法和实时荧光定量 PCR 法。定性 PCR 法可使 DNA 在体外成百万倍扩增，提高敏感性，可在 HBsAg 阳性前 2 ~4 周检出 HBV DNA。实时荧光定量 PCR 法是指 PCR 反应体系中加入荧光基团，利用荧光信号积累实时监测整个 PCR 过程，通过测定每个反应管内的荧光信号值达到设定阈值时所经历的循环数来反映未知模板的核酸量，最后通过标准曲线对未知模板核酸量进行定量分析的方法。

4. 报告及解释

(1)免疫学检测：HBV 免疫学标志与临床关系较为复杂，必须对几项指标综合分析，可估计感染阶段及临床疾病预后。对于临床治疗监测可用 HBsAg 定量检测和 HBeAg 血清学转换。

(2)核酸检测：HBV DNA 能反映病毒复制情况或水平，可用于评价疾病活动度(活动与非活动)，筛查抗病毒治疗对象，判断治疗效果，优化抗病毒治疗，启动抗病毒治疗时的监测等。但 DNA 阳性及其拷贝数与肝病理损害程度不相关。

(3)HBV 基因型：HBV 的基因型可能与感染慢性化及感染后病情转归有一定关系。基因型与预后的关系；C 型比 B 型更容易诱导与肝硬化和肝癌等相关疾病的发生，HBeAg 阳性率高，病毒复制较活跃，易形成持续病毒血症，免疫清除更晚。

(4)HBV 耐药突变位点检测和 YMDD 突变的检测：HBV 耐药突变位点检测在治疗前检测有助于判断用药是否有效；治疗中每 3 ~6 个月检测，有助于观察疗效，及时调整用药。注意核苷类药物耐药率随着服药时间延长而增加。

第六章 案例分析

案例一 急性白血病

一、病例简介

患者女,22 岁,颈部淋巴结肿大,皮肤及牙龈出血 10 d。血常规检查:RBC 3.11×10^{12}/L,Hb 88 g/L,WBC 49×10^{9}/L,PLT 40×10^{9}/L。白细胞分类:原始细胞 89%,中性分叶核粒细胞 5%,淋巴细胞 6%。

二、检验医师分析

在遇到不明原因的贫血、出血或淋巴结肿大者,要警惕急性白血病的存在。血常规是诊断白血病的必经步骤,可确定有无贫血,并根据 HB、RBC、MCV 了解贫血类型;WBC 明显升高更多考虑白血病的可能。WBC 降低者也要警惕,因急性白血病,尤其是 30% 以上的 AML 在诊断时其 WBC 是减少的;PLT 减少也是急性白血病的一种常见现象;如有两项或三项血细胞数异常,更应引起重视。仔细观察血涂片中有无白血病细胞是诊断白血病的重要环节,如能发现白血病的细胞,再结合临床,即可做出初步诊断。此外，目前血细胞分析仪广泛应用，血涂片的白细胞分类基本已经由仪器替代了人工，但仪器无能力区分各种原始及幼稚细胞，急性白血病的漏诊时有发生。因此，临床要怀疑急性白血病时，一定要进行人工分类。急性白血病的诊断在一般临床实验室主要以形态学为主。近两年急性白血病分子特征的研究取得了明显进展，尤其是对染色体易位形成嵌合基因，可以通过 PCR 技术加以检出。分子生物学技术是评价急性白血病的急性程度、克隆特性及分型的有效方法，从而提出了白血病 MICM 分型方案。

白血病的临床症状和体征、血象、骨髓象及细胞组化染色检查仍是诊断急性白血病的最主要基本依据，具有其他检查手段无法替代的地位。而免疫分型检测对用上述方法诊断困难的病例，则有重要的诊断价值。由于 AML 及 ALL 中有标记染色体和（或）融合基因的亚型有限，故细胞遗传学及分子生物学检测只对少数亚型的最后确定有重要意义。参考化验报告做出初步临床诊断：急性白血病。

案例二　急性淋巴细胞白血病

一、病例简介

患者男，8 岁，头晕，耳鸣，不思饮食，心慌，腰膝酸软无力，面色苍白，身有紫癜，腹痛，多汗低热。实验室检查：血象，WBC $83\times10^9/L$，Hb 90 g/L，PLT $25\times10^9/L$，T 37.5 ℃。骨髓象显示：骨髓增生极度活跃，以小原幼稚淋巴细胞为主，占 85%，核圆形，偶有凹陷及折叠，核染色质较粗，结构较一致，细而分散，大原淋巴细胞占 3%。核仁少而小，不清楚，胞浆少。晚幼红细胞占 6%，巨核细胞少见。骨髓细胞化学染色：POX 阴性，PAS 阳性率 97%，酸性磷酸酶阳性率 47%。尿、便常规阴性，肝功能阴性，血清溶菌酶 2 μg/mL。

二、检验医师分析

对于白血病的诊断很多人说就是靠骨髓穿刺得到结果很简单，但在什么情况下要求患者做骨穿是每一位医生和检验人员应该高度注意的，因为血液系统的疾病涉及全身各个系统，容易误诊和漏诊。曾经有一位患者的保健意识比较强，因受凉后到医院看病，除鼻塞无其他的症状，首诊医生常规地让他做一个血常规，外周血细胞记数完全正常，但检验人员在看外周涂片时发现有极少数的不太正常形态的细胞，高度怀疑是变形淋巴细胞，但不好确认。医生反复建议做骨髓穿刺，穿刺结果示 ALL-2，骨髓中幼稚淋巴细胞达到99%。急性淋巴细胞白血病按免疫标志分为非 T 细胞型和 T 细胞型。前者又可分为无标志性急性淋巴细胞、普通型急性淋巴细胞、前 B 细胞型急性淋巴细胞和 B 细胞型急性淋巴细胞 4 个亚型；T 细胞型又分为不成熟胸腺细胞型、普通的胸腺细胞型和成熟胸腺细胞型。

案例三　急性再生障碍性贫血

一、病例简介

患者女，25 岁，某橡胶厂工人。乏力、头晕、心悸、皮肤黏膜出血 1 周。血常规：RBC 2.7×10^{12}/L，Hb 80 g/L，WBC 1.2×10^{9}/L，LYM 0.7，MXD 0.1，NEUT 0.2，PLT 18×10^{9}/L。骨髓象细胞增生减少，粒系、红系及巨核细胞均明显减少，成熟淋巴细胞占 68%。

二、检验医师分析

该患者为年轻女性，询问病史得知，其工作环境较差，1周前有在较密闭环境下长时间接触苯蒸气史。苯是一种有毒物质，大量吸入可致急性苯中毒及急性再生障碍性贫血。再生障碍性贫血（简称再障，AA）是一种多能干细胞疾病。临床上常出现较重的贫血、感染和出血。患者以青壮年占绝大多数，男性多于女性。化验结果显示该患者RBC、WBC及PLT均明显减少，Hb也明显降低。结合以上病史诊断急性再生障碍性贫血无疑，并与苯吸入急性中毒直接相关。急性再生障碍性贫血治疗困难，严重者死亡率较高，预后不良，故在有害工作环境中应特别注意个人防护，企业应提供良好的环境保护设施。急性再生障碍性贫血的确诊还需要结合骨髓诊断。关于AA的骨髓诊断应注意以下几点。①油滴。②骨髓小粒面积：国外AA诊断是根据骨髓活检骨髓造血细胞容积来诊断的，骨髓小粒造血细胞的面积与骨髓造血细胞容积基本呈平行关系，因此，骨髓报告中应阐述小粒面积及其组成成分。③骨髓巨核细胞数：骨髓衰竭各系中最为脆弱的是巨核细胞系，因此AA最先表现的是PLT减少，治疗后最后恢复的也是PLT，一个多部位骨髓穿刺均提示巨核细胞正常的患者诊断AA是应慎重的。④应多部位骨髓穿刺。考虑AA的患者常常是同时做髂前、髂后、脊突和胸骨，AA患者骨髓衰竭呈向心性发展，CAA患者髂骨就可以有代偿性增生灶，但如果多部位骨穿、总会有部位符合上述特点。血象、骨髓象的检查有时误差较大，故不要拘于某一次检查结果，应多次复查做出综合分析，有时病变尚不典型，需一边观察，一边检查，才能最后确诊。AA的诊断应建立在多部位骨穿的基础上，不能仅凭一次结果判断。最后诊断：全血细胞减少（急性再生障碍性贫血）。

案例四　急性早幼粒细胞白血病

一、病例简介

患者男，33岁，咽痛3周，发热伴出血倾向1周。3周前无明显诱因咽痛，服增效联磺片后稍好转，1周前又加重，发热39 ℃，伴鼻出血（量不多）和皮肤出血点，咳嗽，痰中带血丝。在外院验血Hb 94 g/L，WBC 2.4×10^9/L，PLT 38×10^9/L，诊断未明转我院。病后无尿血和便血，进食少，睡眠差。既往健康，无肝、肾疾病和结核病史。查体：T 37.8 ℃，P 88次/min，R 20次/min，BP 120/80 mmHg，皮肤散在出血点和瘀斑，浅表淋巴结不大，巩膜无黄染，咽充血（+），扁桃体Ⅰ度大，无分泌物，甲状腺不大，胸骨有轻压痛，心界不大，心率88次/min，律齐，无杂音，肺叩清，右下肺可闻及少量湿啰音，腹平软，肝脾未触及。化验：Hb 90 g/L，WBC 2.8×10^9/L。分类：原始粒细胞12%，早幼粒细胞28%，中幼粒细胞8%，分叶细胞8%，淋巴细胞40%，单核细胞4%，血小板30×10^9/L，骨髓增生明显极度活跃，早幼粒91%，红系1.5%，全片见1个巨核细胞，过氧化酶染色强阳性。凝血检查：PT 19.9 s，对照15.3 s，纤维蛋白原1.5 g/L，FDP 180 μg/mL（对照5 μg/mL），3P试验阳性。大便隐血（-），尿蛋白微量，RBC多数，胸片（-）。

二、检验医师分析

该患者的可能诊断为急性早幼粒细胞白血病合并弥散性血管内凝血（DIC）右肺感染。急性早幼粒细胞白血病诊断依据：发病急，有贫血、发热、出血。查体：皮肤散在出血点和瘀斑，胸骨有压痛；血化验呈全血细胞减少，白细胞分类见幼稚粒细胞，以早幼粒细胞为主；骨髓检查支持急性早幼粒细胞白血病。DIC 诊断依据：早幼粒细胞白血病易发生 DIC；全身多部位出血，化验 PT 延长，纤维蛋白原降低，FDP 增高，3P 试验阳性。肺部感染诊断依据：发热、咳嗽，右下肺有湿啰音。急性早幼粒细胞（M_3）除具有其他类型 AL 的一般临床表现外，还具有下列特征：早幼粒细胞为多颗粒的异常形态的早幼粒细胞，其胞形常呈椭圆形，核偏于一侧，另一端胞浆中有异常颗粒，颗粒粗大或较细，胞浆中常有 Auer 小体，有时呈柴束状。常伴随出血，易发生 DIC，发生率达 72% ~94%。外周血白细胞多减少，甚至$<1.0\times10^9$/L，可呈全血细胞减少。有特异性的染色体异常 t(15;17)(q22;q21)，也有少数为 t(11;17)，基因检测多有 *PML/RARα* 融合基因。对化疗敏感，但早期死亡率高。采用强烈联合化疗多不能奏效。能被维 A 酸诱导分化成熟而取得缓解，砷剂治疗具有较高的缓解率，缓解后宜继续用联合化疗强化巩固治疗。也可用维 A 酸、砷剂、化疗交替治疗，缓解时间较长，甚至长期生存。部分 M_3 为治疗相关性白血病，银屑病患者服乙双吗啉等药物后易患 M_3。

案例五 强直性脊柱炎

一、病例简介

患者男，25 岁。自诉：起初晨僵，腰骶髋关节部位呈间歇性疼痛，逐渐发展至腰背部僵硬疼痛，常在后半夜痛醒，消瘦，腰椎屈伸受限。CT 示：双侧骶髂关节破坏，多发小囊变，关节间隙模糊，并伴有关节两侧斑点状硬化骨形成。实验室检查：HLA-B27 阳性。

二、检验医师分析

该患者的可能诊断为:强直性脊柱炎。强直性脊柱炎(ankylosing sporidylitis,AS)是一种主要侵犯脊柱,并可不同程度累及骶髂关节和周围关节的慢性进行性炎性疾病。本病又名 Marie-Strümpell 病、Von Bechterew 病、类风湿性脊柱炎、畸形性脊柱炎、类风湿中心型等,现称为 AS。AS 的特点为腰、颈、胸段脊柱关节和韧带以及骶髂关节的炎症和骨化,髋关节常常受累,其他周围关节也可出现炎症。本病一般类风湿因子呈阴性,故与 Reiter 综合征、银屑病关节炎、肠病性关节炎等统属血清阴性脊柱病。白细胞计数正常或升高,淋巴细胞比例稍加,少数患者有轻度贫血(正细胞低色素性),红细胞沉降率可增快,但与疾病活动性相关性不大,而 C 反应蛋白则较有意义。人血白蛋白减少,$\alpha 1$ 和 γ 球蛋白增加,血清免疫球蛋白 IgG、IgA 和 IgM 可增加,血清补体 C3 和 C4 常增加。50% 的患者碱性磷酸酶升高,血清肌酸磷酸激酶也常升高。血清类风湿因子阴性。人类白细胞抗原,最早于白细胞和血小板上发现,现发现该抗原广泛分布于皮肤、肾、脾、肺、肠和心等组织器官有核细胞膜上。常用血清学分型技术(微量淋巴细胞毒试验技术)、分子生物学技术 PCR 检测,B27 阳性提示 AS,但只作为参考。可能致病机制是 HLA-B27 分子和一些自身片段结合成 HLA 复合体,在自身细胞膜上表达并被相应的 CD_4^+ T 细胞识别,从而导致 T 细胞对自身靶细胞的杀伤,造成组织变性器官受损。HLA-B27 与 AS 的关系非常密切。据统计,强直性脊柱炎的患者中,有 90% 以上带 *HLA-B27* 基因(即 HLA-B27 阳性)。AS 是脊椎及其附属组织的自身免疫性疾病,常可累及多器官和致畸。关于其发病机制有一个重要线索备受瞩目,即与人类白细胞抗原 HLA-B27 之间的强相关。Schlosstein 和 Brewerton 等发现 HLA-B27 抗原与 AS 呈高度相关,是迄今为止所知的 HLA 与疾病相关性中最强的。HLA-

B27 的检测有助临床对强直性脊柱炎的诊断。HLA-B27 抗原的检测在该病的诊断及鉴别诊断中有重要的意义。AS 好发于青壮年男性,在我国人群中,HLA-B27 阳性者占 3% ~7% ,在 AS 患者中占 90% 以上,AS 患者 HLA-B27 阳性率显著高于非 AS 患者 HLA-B27 阳性率。AS 具有较强的家族遗传倾向,据调查 AS 患者亲属中发病率比一般人高 30 倍左右,因此 HLA-B27 检测不仅为临床诊断和鉴别诊断提供了有力支持,为患者治疗指明方向,而且对 AS 的预防亦有一定的意义。然而 HLA-B27 检测不是诊断 AS 的金标准,只能增加疑似或不典型病例诊断可能性。文献报道确诊的 AS,HLA-B27 阳性率为 65% ~90% 。HLA-B27 仅是强直性脊柱炎的一个易发病的因素。HLA-B27 是从父母遗传的,终生携带,不会随治疗转阴,HLA-B27 阳性不会必然患病。我国流行病学研究表明,一般人群 10% 以上存在腰痛,HLA-B27 阳性率为 4% ~8% ,AS 的患病率为 2‰左右。因此,在缺乏放射学诊断为骶髂关节炎的情况下,即使存在类似 AS 的临床症状体征,同时 HLA-B27 阳性,也不能确诊为 AS。近期研究表明对于缺乏 HLA-B27 位点的 AS 患者,检测 B7、B40 和 B60 位点可能有助于诊断。X 射线检查对 AS 的诊断有极为重要的意义,98% ~100% 病例早期即有骶髂关节的 X 射线改变,是本病诊断的重要依据。早期 X 射线表现为骶髂关节炎,病变一般在骶髂关节的中下部开始,为两侧性。开始多侵犯髂骨侧,进而侵犯骶骨侧。可见斑点状或块状骨侧明显。继而可侵犯整个关节,边缘呈锯齿状,软骨下有骨硬化,骨质增生,关节间隙变窄。最后关节间隙消失,发生骨性强直。脊柱病变的 X 射线表现,早期为普遍性骨质疏松,椎小关节及椎体骨小梁模糊,由于椎间盘纤维环附带部椎骨上角和下角的破坏性侵蚀,椎体呈“方形椎”,腰椎的正常前弧度消失而变直,可引起一个或多个椎体压缩性骨折。病变发展至胸椎和颈椎椎间小关节,间盘间隙发生钙化,纤维环和前纵行韧带钙化、骨化,韧带骨赘形成,使相邻椎体连合,形成椎体间骨桥,呈最有特征的“竹节样脊柱”。早期 X 射线检查阴性时,可行放射线核素扫描、计算机断层和核磁共振检查,以发现早期对称性骶髂关节病变。但必须指出,一般简便的后前位 X 射线片足可诊断本病。原发性 AS 和继发于炎性肠病、Reiter 综合征等伴发的脊柱炎,X 射线表现类似,但后者为非对称性强直。在韧带、肌腱、滑囊附着处可出现骨膜炎,最多见于跟骨、坐骨结节、髂骨嵴等。其他周围关节亦可发生类似的 X 射线变化。

案例六　抗磷脂综合征

一、病例简介

患者女,42 岁,右侧脑血栓形成,网状青斑,血涂片上见成簇血小板,既往有习惯性流产病史。

二、检验医师分析

该患者可能的诊断是:抗磷脂综合征。抗磷脂综合征(APS)是指由抗磷脂抗体(APL 抗体)引起的一组临床征象的总称,主要表现为血栓形成、习惯性流产、血小板减少等。在同一患者可仅有上述一种表现,也可同时有多种表现。APL 抗体是一组能与多种含有磷脂结构的抗原物质发生反应的抗体,其中包括狼疮抗凝物(LA)、抗心磷脂抗体(ACL)、抗磷脂酸抗体和抗磷脂酰丝氨酸抗体等。由于抗心磷脂抗体(ACL)的特异性更强,与上述临床表现关系更密切,因而也称为抗心磷脂综合征(ACS)。抗磷脂综合征见于风湿病、脑血管病、血液病和肿瘤性疾病。系统性红斑狼疮(SLE)中出现这种综合征时称为继发性抗磷脂综合征,而在非 SLE

患者中出现者称为原发性抗磷脂综合征。血栓形成抗磷脂综合征中最突出的表现是血栓形成,可以发生在动脉,也可在静脉。其中最常见的是反复深静脉血栓,包括肾、视网膜和下腔静脉血栓,但对患者威胁更大的是动脉血栓。在ACL阳性的SLE患者组织病理中发现非炎性阻塞性血管病变呈节段性,病变虽少,却很严重。心肌内动脉有纤维性血栓形成,并引起心肌梗死,毛细血管和小动脉被纤维性物质阻塞,这些病理改变很可能都是APL抗体作用的结果。许多研究证明,APL抗体与SLE习惯性流产有很强的相关性。在非SLE患者中,有习惯性流产者50%为LA阳性,36%为ACL阳性。血小板减少是APS表现之一,APL是直接针对细胞膜的抗体,可引起自身免疫性溶血性贫血,有报道特发性血小板减少性紫癜的患者中30% APL阳性,APL与血小板膜磷脂结合,能激活血小板,使其集聚加速,从而导致血小板减少。网状青斑是APS最常见的皮肤表现,见于80%的患者。非脑卒中的神经系统表现常由小血管栓塞性疾病引起,可为精神紊乱或一过性缺血性发作(TIA),CT扫描正常。APS的诊断主要依靠临床表现和实验室检查,还必须排除其他自身免疫病和感染、肿瘤等疾病引起的血栓。需要注意的是APL的出现并不一定发生血栓,12%的正常人中可以出现IgG或IgM类ACL抗体阳性。梅毒和AIDS、传染性单核细胞增多症、结核等疾病分别有93%、20%、20%的抗磷脂抗体阳性率。一些药物如吩噻嗪、普鲁卡因胺、氯丙嗪等也可以诱导出APL;另外,有一些恶性肿瘤如黑色素瘤、淋巴瘤和白血病等亦可出现ACL抗体阳性。在年轻患者中,无论有无狼疮病,抗磷脂综合征越来越多地被认为是动静脉血栓、眼缺血、肺动脉高压、习惯性流产、血小板功能异常的原因之一。该患者血涂片示血小板簇集及皮肤网状青斑改变都是很好的诊断依据。

案例七　类风湿关节炎

一、病例简介

患者女，56岁，因关节肿5年、痛6年，逐渐变形2年入院。患者6年前无明显诱因出现双膝关节、双腕关节肿痛，一般3～5 d自行缓解，1～2个月发作1次，当地医院查ESR 51 mm/h，ASO↑，RF阴性，遂诊断为"风湿性关节炎(RA)"，药物治疗后缓解。1个月后病情复发，双手掌指关节、近指关节也出现肿痛，晨僵持续30 min，腕关节活动受限。4年前查RF阳性，诊断为类风湿关节炎。用非甾体抗炎药治疗，关节肿痛时轻时重，总趋势不断加重。2年前双手近指关节、掌指关节逐渐变形，活动受限，双膝关节活动也受很大影响。检查血尿便常规及肝肾功能正常。实验室检查：ESR 80 mm/h，CRP 0.125 g/L，RF 359 U/mL，ANA阴性。X射线：双手近指关节、掌指关节和腕关节间隙狭窄，骨破坏。

二、检验医师分析

该患者具有对称性关节肿痛，3个以上的关节肿痛，晨僵，双手近指关节、掌指关节肿痛，血清RF阳性和X射线典型的RA改变，入院诊断RA是明确的。本病例因为ASO阳性最早诊断为风湿性关节炎，但ASO增高并不等于风湿性关节炎，只能代表感染过链球菌。在正常人群中很多人有ASO存在，把关节痛、ASO高就诊断为风湿性关节炎是不正确的。国内基层医院多数没有早期RA的相关血清学检查，早期RA患者临床表现很不典型，如何早期诊断RA是对检验医师提出的新挑战。早期诊断RA的实验室指标有：AKA、APF、抗RA33、抗CCP、抗Sa抗体等。如将上述抗体结合作为 RA 早期诊断的抗体谱系,彼此互相印证,则弥补 RF 对 RA 诊断的敏感性和特异性的缺陷,并能提高对 RA 早期诊断的准确性,缩短诊断时间,有利于早期治疗。另外,某些抗原与疾病的活动性、严重性显著相关,通过对抗体检出,可对患者转归或疾病进展、预后等做出判断,从而使患者能在疾病的早期就得到重视,积极治疗减少致残率,改善患者的预后。类风湿关节炎是人体免疫系统发生失调对健康有关组织发生免疫反应的结果,其典型症状包括关节肿胀、疼痛和僵硬。多表现为对称性的多关节慢性炎症的疾病,也可累及关节以外的系统,一般有发热、食欲降低、乏力及全身不适等症状,之后关节多表现为晨僵现象,就是早上起来关节僵硬有发紧感,不听使唤,行动不便,活动受限,揉一会儿关节,活动一段时间后缓解,持续时间不等,继之出现关节的疼痛、肿胀,继而引起软骨破坏和骨侵蚀,造成关节畸形。几乎所有的 RA 患者都累及手和腕关节,这些关节一般是最先受累的,也是晚期产生特征性畸形的部位。关节疼痛是 RA 的早期表现,RA 是一种自身免疫性终身性疾病,基本的病理改变是滑膜炎。RA 患者 70% RF 阳性,30% RF 阴性。RF 阳性不仅出现在 RA 患者中,正常人也有 5% 左右阳性,阳性还可见于感染及其他自身免疫性疾病,如结核、SLE、SS、MCTD、PSS、IM 等疾病。RF 阳性不是诊断 RA 的唯一指标,要结合临床,RF 阳性不能肯定诊断 RA。RF 阴性不能否定诊断 RA,因为它可被其他血清蛋白所掩蔽,或由于在血清中被有高度亲和力的抗体所结合,而不易检出。当初次检测结果阴性而临床上仍高度可疑时,重复检测 RF 有一定意义。RF 的滴度并不一定与疾病的病程相平行。一般认为 RF 只有参考价值而无特异性诊断价值,要想明确诊断,还需做其他相关检查,检验医师应综合分析。尽管人们在寻找更为特异的实验手段来提高 RA 的诊断率,但作为检验医师,必须正确看待检验结果,除了要考虑某种检查手段的正确性以外(实验操作的误差或试剂的保存问题),还要分析其疾病的复杂性。RA 作为自身免疫性疾病可与其他结缔组织病重叠交叉。RA 常合并 SS，这样必然造成该患者的化验结果多样性。另外。对于老年 RA 患者。应与骨关节炎区别，因为老年人可有 RF 阳性。对年轻女性 RA 患者除检查 RF 及 RA 相关的自身抗体外，还应检查 ANA、抗双链 DNA 及抗 ENA 等。检验医师必须把握每一个临床表现和症状，必须将实验结果结合临床进行综合考虑，千万不能只见“树木”，不见“森林”。正确的判断来源于正确的思维，只有在复杂临床实践中，善于思索，不断总结，这样才能提高我们的诊断水平。

案例八 系统性红斑狼疮

一、病例简介

患者女，39 岁，颜面蝶形红斑 7 个月，加重伴发热 2 周，害怕见太阳，对光敏感。实验室检查：WBC 2.5×10^9/L，RBC 3.48×10^{12}/L，Hb 94 g/L，PLT 57×10^9/L，尿常规正常。ALT 240 U/L，AST 586 U/L，ALP 110 U/L，GGT 69 U/L，TBIL 9.3 μmol/L，TP 66.1 g/L，ALB 32.8 g/L，CK 46 U/L，LDH 181 U/L，Na^+ 140 mmol/L，K^+ 4.2 mmol/L，Urea 3.8 mmol/L，Creat 81.7μmol/L，GLU 3.86 mmol/L，ESR 54 mm/h，ASO 阴性，RF 阴性，C3 0.43 g/L，C4 0.40 g/L，ANA1:320(+)均质型，抗 ds-DNA(+)，ENA 谱(定性 6 项包括 nRNP/Sm、Sm、SS-A、SS-B、SCL-70、Jo-1)皆阴性。

二、检验医师分析

中年妇女出现颜面蝶形红斑伴对光敏感，首先想到系统性红斑狼疮(SLE)，同时考虑患者多系统损害及 ANA 和抗 ds-DNA 均阳性，不难想到 SLE。检验医师在对结果进行解释时一定要考虑临床特点。ANA 传统定义指抗细胞核抗原成分的自身抗体的总称，而现代 ANA 定义是指抗细胞内所有抗原成分的自身抗体的总称。阳性标志着自身免疫疾病的可能，但仍要结合患者的临床表现及各结缔组织病的诊断标准。临床上常用的 ANA 筛选实验是间接免疫荧光抗核抗体检测（IFANA）。一般超过 95% 正常人群 ANA 水平的数值定义为 ANA 阳性，对大多数实验室而言，通常认为 IFANA 滴度>1∶80 为阳性。抗核抗体的滴度很关键，通常，ANA 滴度不一定与疾病活动相平行，正常人尤其是老年人可有低滴度 ANA。感染性疾病、肿瘤也可阳性。所以抗核抗体滴度高未必提示疾病活动，也不一定是治疗的指征。临床出现抗核抗体阳性的情况很多，需要结合临床实际情况综合判断，同时要综合分析其他的检验结果。比如：如果患者抗核抗体阳性，首先要验证检验结果的正确性，应该先看肝功能的蛋白分类，是否有球蛋白的升高，如果有明显升高，要高度怀疑有免疫性疾病的可能；如果没有升高，这个可能性就小多了。然后，可以做蛋白电泳也是证实判断，有没有球蛋白的升高，大致可能升高的是哪一类球蛋白，然后再做免疫功能检测，这些都是基础检测，在上面的结果有异常的情况下，再进一步查抗体的分类。用免疫荧光方法检测抗核抗体（IF-ANA）是很有用的过筛试验，几乎所有的 SLE 患者 IF-ANA 均为阳性，而且滴度较高。ANA 阳性可见于多种临床情况，除了自身免疫性风湿病，还可见于各种原因引起的肝硬化、自身免疫性肝病等。ANA 阳性的意义需结合临床资料综合分析，ANA 阳性并不能确立某种临床诊断。反之，ANA 阴性能排除自身免疫性病。有人经过几年的追踪，发现 5% 的患者始终阴性，所以 IF-ANA 阴性并不能除外 SLE。ANA 筛选试验对于 SLE 的诊断无特异性，正常人中 32% 在 1∶40 血清稀释可呈阳性，13% 在 1∶80 筛选时呈阳性，且假阳性随年龄增长而增多。任何人 1∶40 或 1∶80 ANA 试验呈阴性可基本排除 SLE 诊断(使用皮质激素治疗者除外)。不同风湿病的 IF-ANA 阳性率:SLE 99%,药物性狼疮 95% ~100%,SSC 97%,MCTD 93%,SS 90%,PM/DM 78%,RA 30% ~50%。抗 Sm 抗体是目前公认的 SLE 的标记抗体,诊断特异性高。对于临床症状不典型,早期出现 Sm 抗体阳性,可引起检验医师的重视。抗 Sm 抗体出现与患者内脏发生病变相关,易引起狼疮性肾炎,抗 Sm 抗体可作为监测 SLE 病情变化的主要指标。抗 U1RNP 几乎总是伴随着抗 Sm 抗体同时出现,与 SLE 患者的雷诺症状有关。尽管如此,此抗体的诊断灵敏度相当低。最近的研究表明,用生物合成多肽技术生产的 SmD_1抗原(氨基酸 83 ~119)检测 SLE,的确能够在保证高特异性的前提下增加检测的灵敏度到 70%,可极大地提高其检测灵敏度。据此可在 70% 的 SLE 患者中检测到此抗体。此检测灵敏度与其对 SLE 的高度特异性相对应。在其他的疾病如干燥综合征、MCTD、进行性硬皮病和风湿性关节炎中,只有个别患者抗 Sm 抗体阳性。高浓度的抗 Sm 抗体只见于 SLE 患者。抗 Sm 在红斑狼疮患者中的检出率仅 20% ~30%,所以此抗体阴性的患者也不能排除红斑狼疮,总之要全面地分析病情。Rib 抗体是 SLE 的又一标记抗体,虽然在 SLE 中该抗体阳性率不高,但在抗 Sm 抗体或 dsDNA 抗体阴性结果中,仍可以出现抗 Rib 抗体阳性,这样可减少 SLE 的漏诊。几种 SLE 抗体的联合检测,能互相补充,对 SLE 鉴别诊断有重要意义。抗双链 DNA 抗体在 SLE 中的阳性率为 60% ~70%,该抗体与肾累及有一定相关性,与部分患者的病情活动性也有一定关系,应定期复查。抗 ds-DNA 抗体与疾病活动度、特别是与活动性狼疮性肾炎密切相关,可以用来作为系统性红斑狼疮诊断和疗效观察的一项指标。应该指出的是,抗体阳性能作为诊断依据而不能作为疗效的依据,应根据临床表现,全面考虑,做出正确判断。血液、尿液常规检查是临床上最常用的化验项目,虽不能作为 SLE 诊断的特异性指标,但在 SLE 的诊断和治疗过程中,仍占有重要的参考价值。检查项目有:血常规化验主要包括血红蛋白、白细胞计数、血小板计数、网织红细胞计数和红细胞沉降率等,尿常规化验主要包括尿液比重、酸碱度、红细胞、白细胞计数和蛋白含量等。在SLE患者中,发生贫血的原因有多种,最主要的是溶血性贫血。在SLE活动时,存在能破坏红细胞的自身抗体,造成红细胞和血红蛋白量下降。这时网织红细胞可以升高>5%,临床上患者可出现轻度黄疸。尿液常规检查中,有无蛋白含量是很重要的一个指标,正常人的尿液中一般没有蛋白,蛋白的含量达0.50 g/L以上则有临床意义。这时有必要做24 h尿蛋白的定量检查,若超过0.5 g/d,则说明存在蛋白尿,反映了SLE累及肾脏。若尿液中反复出现红细胞、白细胞,在排除尿路感染、尿路结石以后,也应该考虑存在狼疮性肾炎的可能。在SLE活动、狼疮性肾炎、溶血性贫血等急性症状出现时,C3和CH50的含量往往降低。这是由于大量补体成分参与了自身免疫反应,而机体一时还来不及制造补充,其中C3的灵敏性高于CH50。补体对疾病的诊断和病情活动的判断都有很大帮助,SLE患者经过治疗后血清中原来含量降低的补体逐步恢复正常,这说明该治疗是有效的。反之,如补体含量持续下降,则说明病情活动加重,需密切观察。免疫球蛋白测定主要测定血清中免疫球蛋白IgG、IgA和IgM。由于SLE免疫功能异常亢进产生大量自身抗体,使血清中免疫球蛋白升高,特别是IgG升高较为多见。

案例九 甲状腺功能减退症

一、病例简介

患者女,69岁,因精神抑郁就诊。查体见患者肥胖、嗜睡、心动过缓、面容苍白,怀疑甲状腺功能低下。实验室甲状腺功能试验结果(血浆):TT_4 22 nmol/L,T_3RU 1.41U,FTI 24 U,TSH 1.6 mU/L。

二、检验医师分析

初步分析:异常低的 TT_4 可能为原发性甲状腺功能减退症、继发性甲状腺功能减退症、甲状腺综合征和先天性甲状腺结合蛋白缺乏。TSH 正常表明甲状腺功能正常。T_3RU 明显升高表明血浆中激素结合位点低,这可能由于 TBG 浓度低或结合位点竞争。

进一步分析:连续监测甲状腺功能。

第 2 天:TT_4 16 nmol/L,T_3RU 1.39 U,FTI 22 U,TSH 1.2 mU/L;第 8 天:TT_4 22 nmol/L,T_3RU 1.27 U,FTI 28 U,TSH 3.4 mU/L;第 12 天:TT_4 48 nmol/L,T_3RU 1.25 U,FTI 60 U,TSH 9.0 mU/L;第 15 天:TT_4 60 nmol/L,T_3RU 1.03 U,FTI 62 U,TSH 18.0 mU/L。T_3RU 对于低浓度的激素结合位点不敏感,因此衍生的 FTI 不能完全校正高浓度的 TT_4 但是异常高水平的 T_3RU 和正常浓度的 TSH 提示诊断为甲状腺功能正常。随着病情的恢复,血浆 TT_4 水平升高,T_3RU 值下降,提示由于药物或其他物质竞争结合位点使血浆 TT_4 浓度降低。患者正接受肝素、呋塞米和多巴胺治疗,已知肝素和呋塞米从 TBG 结合位点上置换 T_4。游离脂肪酸和油酸浆从 TBG 中置换甲状腺素。严重疾病患者通常由于紧张,血浆中油酸浓度将升高,油酸将置换 TBG 位点的 T_4。已证明这是严重疾病患者血浆低浓度的 T_4 机制。随着病情的恢复,TT_4 和 T_3RU 均恢复正常,TSH 升高为原发性甲状腺功能低下的水平,提示患者的抑郁可能与轻微的甲状腺功能低下有关。然而初次 TSH 结果不支持这一诊断。最后诊断:轻微的原发性甲状腺功能低下。最初低水平的 TT_4 是由于以下因素:紧张使油酸浓度升高,呋塞米,肝素,轻微的原发性甲状腺功能低下(被一过性的多巴胺抑制 TSH 分泌所掩盖)竞争 T_4 结合位点所致。

案例十　甲状腺功能亢进症

一、病例简介

患者女,28 岁。感觉身体不适,肌肉疼痛 2 个月余。近期有腹泻,食欲虽好,体重却减轻了 7 kg。因心悸、双手震颤就医。查体:心率 94 次/min,甲状腺呈弥漫性增大,并且听诊可闻血管性杂音;眼睑下垂,眼球突出。感觉近端肌肉轻度困乏无力。实验室检查:TT_4 210 ng/mL,TSH<0.15 mU/L,TT_3 8.2 ng/mL,甲状腺刺激抗体阳性。

二、检验医师分析

甲状腺激素是负责人体能量代谢的激素,TSH 是促进甲状腺分泌的一种激素,它是人脑垂体分泌的。甲状腺素水平升高(甲亢)时,就会产生“三多一少”(多食、多便、代谢率增高和体重减少)、怕热不怕冷等症状,作用于心脏产生心慌(心率加快),也可以引起神经系统改变,如易怒、失眠、多汗、手颤等症状。因 T_4浓度升高,TSH 释放被负反馈抑制,与甲状腺功能亢进的诊断相符合。血清中低浓度的 TSH 是由于高浓度的甲状腺激素反馈性抑制了垂体前叶 TSH 的分泌,从而说明这是一种自律性的甲状腺活动增强,甲状腺刺激性抗体的存在有助于诊断 Graves 病。甲状腺功能亢进症,简称甲亢,是指甲状腺激素分泌增多引起的甲状腺功能增高。临床上以高代谢征候,神经、心血管系统功能失常,甲状腺肿大和突眼等表现为特征。目前治疗首选放射性碘治疗,具有方法简便、安全实用、疗效好、复发率低等优点。很多人对甲状腺疾病存在错误认识,如 TSH 是诊断甲亢的最主要指标。甲亢早期仅表现为

TSH 的异常，在过去许多甲状腺功能化验单上经常出现只化验 T_3、T_4而不化验 TSH 的情况。检验医师对甲亢患者的诊断不能只根据患者的症状和甲状腺激素水平的化验单的检查结果，也就是说，患者有心慌、出汗、手颤等症状以及甲亢化验单出现 TSH↓、T_3↑、T_4↑就把患者确诊为甲亢了，其结果造成部分假性甲亢患者被误诊为甲亢。上述这些症状和化验单只能证明患者存在有甲状腺毒症。上述改变并不是甲亢所特有的表现，亚急性甲状腺炎、桥本甲状腺炎甲亢型和临床甲亢型等也可有同样的表现。确诊甲亢还必须经过甲状腺吸碘功能测定和 ECT 甲状腺核素显像检查。尤其对于那些触诊发现有甲状腺结节的，药物治疗效果不佳，反复复发的患者，必须进行 ECT 甲状腺核素显像和甲状腺超声检查，甚至穿刺活检以排除甲状腺毒性腺瘤等可引起甲状腺毒症的甲状腺疾病。这样才能保证甲亢诊断的正确性。甲亢的正确诊断一般分为四步：根据病史和体征得出甲状腺毒症的初步诊断。典型的甲亢具有以下症状：心慌、气短、怕热、多汗、无力、易饿、易激动、失眠、手颤、眼胀、大便次数增多、消瘦，女性患者例假异常。但并不是所有的甲亢患者都有上述症状，甲亢的症状个体差异较大，如淡漠性甲亢无通常的甲状腺毒症表现；而有的甲亢仅表现为心律失常，如房颤；有的甲亢突出表现为恶心、呕吐或周期性瘫痪，或呈长期腹泻或以阵发性高血压为主等。如果患者在基层医院经过了不正规的治疗，表现则更不典型。所以，在临床上甲亢早期的患者时常被误诊，临床上常见到由于心慌长期被误认为心脏病的甲亢，由于腹泻长期被误认为结肠炎的甲亢；由于甲亢患者可伴有血糖增高，所以也常见到长期被误认为糖尿病的甲亢；甚至有被误认为精神病的甲亢。如果发现甲状腺明显压痛，应排除甲状腺炎；触及结节应进一步做超声和 ECT 甲状腺显像检查；甲状腺质地较硬或橡皮样肿，应排除桥本甲状腺炎；发现颈部淋巴结肿大者也应进一步检查排除甲状腺的恶性病变。通过甲状腺功能化验，也就是 TSH、T_3、T_4

测定，证实甲状腺毒症的诊断。甲状腺功能检查，可明确甲状腺毒症的诊断。典型甲亢患者 TSH 降低，T_3、T_4升高。在甲亢早期，也就是亚临床甲亢阶段仅有 TSH 的降低，而 T_3、T_4正常。如果患者经过治疗，则 TSH、T_3、T_4表现较为复杂。通过甲状腺吸碘功能测定，确定甲状腺毒症的原因，进一步排除假性甲状腺毒症。许多原因都可以引起甲状腺毒症，TSH↓、T_3↑、T_4↑的化验结果也只能证明甲状腺毒症的存在，而不能就此诊断为甲亢。甲状腺吸碘功能测定是用于确定甲状腺毒症病因的一项检查手段，是诊断甲亢必不可少的一项检查。甲状腺吸碘功能升高，表明患者为甲亢，也就是:患者表现为甲状腺毒症的症状、体征，伴 TSH↓、T_3↑、T_4↑的化验结果以及 RAIU↑，才可以确诊为甲亢。甲状腺吸碘功能降低，则应考虑其他疾病，如亚急性甲状腺炎、卵巢甲状腺肿、碘甲亢、广泛功能性甲状腺瘤转移等。即使诊断为甲亢，还要通过甲状腺显像鉴别出 Graves 病甲亢、毒性腺瘤甲亢和 Plummer 病甲亢。甲亢类型的诊断也就是甲亢病因的诊断。Graves 病甲亢、甲亢毒性腺瘤甲亢和 Plummer 病甲亢为最常见的 3 种甲亢。甲亢类型的诊断，主要指的就是对这 3 种类型甲亢的区分。对上述 3 种类型甲亢再区分的重要意义在于，不同类型的甲亢，治疗原则是截然不同的，如 Graves 甲亢适于^{131}I 治疗和药物治疗；毒性腺瘤则不适于药物治疗，而适于^{131}I 治疗、手术切除或穿刺治疗；Plummer 病以^{131}I 治疗为宜。区分上述 3 类甲亢，需要进行 ECT 甲状腺核素显像检查。因为这 3 类甲亢的显像检查的表现是截然不同的。Graves 病除可发现甲状腺增大外，一般没有其他特殊表现，毒性腺瘤可发现局部明显的放射性浓聚。Plummer 病可发现甲状腺内有多发的或放射性分布不均或放射性浓聚。在没有 ECT 甲状腺核素显像检查条件的医院，对于药物治疗效果不好、触诊或 B 超发现有结节的患者，一定要让患者进行 ECT 甲状腺核素显像检查，以排除毒性腺瘤和 Plummer 病所引起的甲亢。

参考文献

[1]曹文霞,刘德洋,李广秋,等.现代医学检验技术[M].长春:吉林科学技术出版社,2019.

[2]高晓嫱,王雪梅,高伟聪,等.实用医学检验学[M].长春:吉林科学技术出版社,2016.

[3]高原叶.实用临床检验医学[M].长春:吉林科学技术出版社,2019.

[4]胡旭.新编临床检验医学[M].长春:吉林科学技术出版社,2019.

[5]巨爱宁.新编临床医学检验技术[M].长春:吉林科学技术出版社,2017.

[6]张玉芹,叶锦俊,陈显秋,等.现代医学检验技术与诊断基础[M].哈尔滨:黑龙江科学技术出版社,2018.

[7]李玉中.临床医学检验学[M].北京:中国协和医科大学出版社,2019.

[8]伦永志.现代医学检验进展[M].厦门:厦门大学出版社,2018.

[9]宋辉,罗喜钢,许勇臣.医学检验技术与应用[M].长春:吉林科学技术出版社,2016.

[10]尚立成,王晓芳,葛丽雅,等.现代医学检验与卫生检验技术[M].长春:吉林科学技术出版社,2016.

[11]隋振国.医学检验技术与临床应用[M].北京:中国纺织出版

社,2019.

[12]孙建伟. 现代医学检验技术与治疗应用上[M]. 长春:吉林科学技术出版社,2017.

[13]孙巽华,董进郎,友进. 现代药物学与医学检验[M]. 昆明:云南科技出版社,2018.

[14]佟威威. 临床医学检验概论[M]. 长春:吉林科学技术出版社,2019.

[15]王梅春,王学波,王景胜,等. 临床医学检验学[M]. 长春:吉林科学技术出版社,2016.

[16]王亚军,熊军,许敬钗. 临床医学检验技术分析[M]. 南昌:江西科学技术出版社,2018.

[17]肖静,余道军,王新华. 现代医学检验技术[M]. 天津:天津科学技术出版社,2018.

[18]杨荷英. 实用临床医学检验[M]. 上海:上海交通大学出版社,2018.

[19]于浩,杜娟,赵将,等. 临床医学检验技术[M]. 北京:科学技术文献出版社,2018.

[20]张红,王宏颖,张佳萍,等. 实用医学检验学[M]. 长春:吉林科学技术出版社,2017.

[21]周革利,王凌旭,蒋晓钦,等. 医学检验技术与临床应用上[M]. 长春:吉林科学技术出版社,2017.

[22]朱中梁. 检验医学与临床[M]. 昆明:云南科技出版社,2016.